# 呵护您的心

## ——冠心病患者运动康复指南

王 磊　赵 威　车 琳 主编

东南大学出版社
·南 京·

**图书在版编目(CIP)数据**

呵护您的心:冠心病患者运动康复指南 / 王磊,赵威,车琳
主编. —南京:东南大学出版社,2015.7
　ISBN　978-7-5641-5819-4

　Ⅰ.①冠…　Ⅱ.①王…②赵…③车…　Ⅲ.①冠心病-运
动疗法-指南　Ⅳ.①R541.405-62

中国版本图书馆 CIP 数据核字(2015)第 124764 号

呵护您的心——冠心病患者运动康复指南

| | |
|---|---|
| 出版发行 | 东南大学出版社 |
| 社　　址 | 南京市四牌楼 2 号(210096) |
| 网　　址 | http://www.seupress.com |
| 出 版 人 | 江建中 |
| 责任编辑 | 陈潇潇 |
| 经　　销 | 新华书店 |
| 印　　刷 | 常州市武进第三印刷有限公司 |
| 开　　本 | 787mm×980mm　1/16 |
| 印　　张 | 11 |
| 字　　数 | 200 千字 |
| 版　　次 | 2015 年 7 月第 1 版 |
| 印　　次 | 2015 年 7 月第 1 次印刷 |
| 书　　号 | ISBN 978-7-5641-5819-4 |
| 定　　价 | 28.00 元 |

东大版图书若有印装质量问题,请直接与营销部联系。电话(传真):025—83791830

# 作者简介
## Brief introduction

**主编:|王　磊|**

男,博士,副教授,硕士生导师。2008 年获得德国乌尔姆大学运动康复医学博士学位。2011 年分别赴德国乌尔姆大学、波兹坦大学医学院做高级访问学者。现任江苏省中医院,江苏省老年医院,南京江宁医院心脏康复科负责人及顾问。南京中医药大学康复医学系主任,江苏省省级康复医学实验中心主任,康复医学重点学科带头人。现任中国医师协会心肺康复专业委员会常委,中国康复医学会心脏康复专业委员会委员,中华物理医学与康复医学心肺学组委员。为我国较早的系统学习欧洲心肺康复理论与实践的学者,回国后积极推进我国心肺康复临床工作的开展,为我国心脏康复的推广和发展作出一定贡献。主持及参与国家级、省部级多项科研课题,发表 SCI 论文 8 篇,中文核心期刊 30 余篇。

**主编:|赵　威|**

女,37 岁,中共党员,医学博士学位,现任北京大学第三医院心血管内科任副主任医师,兼任中国生物医学工程学会体外反搏分会常务委员,中国医师协会心肺康复专业委员会、北京康复医学会心肺康复专业委员会委员,北京药理学会心脑血管药理专业委员会青年委员,中华预防医学杂志通讯员。主要研究方向为心血管疾病的康复与二级预防。

**主编:|车　琳|**

女,博士,副教授,硕士生导师。现任中国康复医学会心血管病专业委员会委员;中国生物医学工程学会体外反搏分会委员;中国医师协会心内科医师分会超声心动图委员会委员。擅长心肺功能评定、运动康复及优化药物治疗。目前主持一项国家自然科学基金面上项目和上海市自然基金项目;参与 6 项国自然、市级项目。发表相关论文 20 余篇。

# 前　言

伴随着社会生产力的高速发展,人们在享受物质文明的同时,冠心病的发病率持续增长,已成为世界威胁人民健康与生命的头号杀手。而我国因人口老龄化、生活方式的急剧改变和心血管疾病预防不力,造成冠心病的发病率急剧增长;而心血管病治疗学的飞速发展,让众多冠心病患者得到了及时治疗,死亡率切实下降,导致带病生存的冠心病人群急剧增长。据报道 2013 年中国经皮冠状动脉介入(PCI)治疗已达到 454 504 例,比 2010 年的 284 936 例增长了 66.5%。这批带病生存人群的管理,涉及社会医疗资源和家庭精力的巨大消耗。因此,加强冠心病高危患者的预防,针对冠心病患者的康复教育和管理责任重大,任务严峻。

了解冠心病的基础知识,加强冠心病的一级预防,才能真正减少冠心病的发病。而我国,据估计 75%～90% 的冠心病患者均有传统的危险因素,包括不良的饮食习惯(《中国心血管病报告》(2013 年)数据提示高脂肪、高胆固醇、低碳水化合物、低纤维素膳食是目前国人的主要饮食趋势)、缺乏体力活动(成年人经常参加体育锻炼率仅为 11.9%)、吸烟(目前 15 岁以上烟民有 3.56 亿,被动吸烟者7.38 亿;吸烟和被动吸烟同时加重高血压患者的血压对心血管风险和全因风险的效应,又成为心血管病的独立危险因素之一)。

不健康的生活方式又加剧高血压、血脂异常、糖尿病和超重、肥胖的发生和发展,目前全国高血压患病人数达 2.7 亿,每 10 个成人中至少有 2 人患高血压;2013 年全国调查的 12040 血脂异常患者中,50% 患有高血压,37.5% 患有冠心病,超过 30% 患有外周动脉疾病。39% 的患者接受降脂治疗,其中大多数使用他汀类药物,但血清低密度脂蛋白胆固醇(LDL-C)的达标率仅为 25.8%;成人糖尿病患病率为 11.6%、成人糖尿病前期患病率为 50.1%；成人超重率、肥胖率及超重＋肥胖率分别达到 30.6%、12.0% 和 42.6%，比 2002 年明显增加；这些危险因素的加速流行，导致今后 10 年心血管病患病人数仍将不可避免的快速增长。

面对具备冠心病高危因素的这批人众，通过一系列唠家常似的问题的解答，把冠心病的基础知识和正确的预防方法告诉大家，从源头遏制冠心病的发生发展。

而那些已患有冠心病的患者群，告知他们除了被动的吃药手术，冠心病患者还可以调动自己的储备功能，参与到基于运动的心脏康复项目，国外数据心脏康复的运动训练可使心肌再梗死风险降低 47%，心脏病死亡率降低 36%，全因死亡率降低 26%；并让接受经皮冠脉介入手术或冠脉搭桥的患者全因死亡率降低 20%～50%；同时提高患者的运动能力、改善健康相关的生活质量，降低患者的再住院率，改善患者的抑郁及心绞痛。但是，国内的冠心病的运动康复开展的非常不顺利，以至于全国只有几家大型医院开展心脏康复，受众面非常的有限。该书通过一问一答的方式深入浅出的介绍了冠心病的运动康复知识要点，解除患者对运动康复的疑虑。

书中，笔者还对冠心病患者的饮食、药物、心理干预和自我管理方法做了详尽的介绍。

通过多年的临床实践，我深刻的感受到广大心脏病患者对冠心病知识的渴求，让冠心病患者接受正规的康复指导是多么的必要。本书就是基于患者的需求，是一本普及型大众读物，希望通过我们的努力，为冠心病患者做些实际的事情，推广冠心病康复治疗，真正改善患者的生活质量。

编　者
2015 年 5 月

# 目　　录

第一章　冠心病常识 ………………………………………… 1

第一节　心脏是如何工作的 ………………………………… 1

1. 心脏位于我们身体什么部位? ………………………… 1

2. 心脏是跟拳头一样大小吗? …………………………… 2

3. 心肌跟骨骼肌有什么区别? …………………………… 2

4. 心脏是如何给自身供血的? …………………………… 2

5. 为什么心脏跳动不完全受我们控制? ………………… 3

6. 心跳与脉搏是什么关系? ……………………………… 4

第二节　什么是冠状动脉粥样硬化 ………………………… 5

1. 动脉粥样硬化是怎么回事? …………………………… 5

2. 冠状动脉为什么容易粥样硬化? ……………………… 8

3. 动脉粥样硬化能消除吗? ……………………………… 8

4. 冠状动脉粥样硬化对心脏有哪些影响? ……………… 9

5. 外周动脉疾病与冠心病有何关系? …………………… 9

第三节　什么是冠心病 ……………………………………… 10

1. 冠心病有哪些分类? …………………………………… 10

2. 冠心病有哪些先兆症状? ……………………………… 11

3. 冠心病常见临床表现有哪些? ………………………… 12

4. 哪些冠心病不典型症状需要注意? …………………… 13

5. 老年人冠心病有什么特点? …………………………… 13

第四节　什么是心绞痛 ……………………………………… 14

1. 心绞痛的典型症状是什么? ················· 14

2. 怎么判断心绞痛的程度? ················· 14

3. 心绞痛发作的常见诱因有哪些? ············· 15

4. 心绞痛发作的缓解方法有哪些? ············· 16

5. 不稳定型心绞痛的特点是什么? ············· 17

第五节 什么是心肌梗死 ····················· 17

1. 心肌梗死的典型症状是什么? ············· 17

2. 心肌梗死有哪些先兆? ················· 18

3. 心肌梗死与心绞痛有什么不一样? ··········· 19

4. 心室壁瘤是什么? ··················· 20

5. 梗死的心肌能修复吗? ················· 20

第六节 什么是心力衰竭 ····················· 21

1. 心力衰竭的典型症状有哪些? ············· 21

2. 心力衰竭的常见诱因有哪些? ············· 21

3. 如何判断心力衰竭的程度? ··············· 22

第七节 冠心病的相关检查 ··················· 23

1. 冠心病患者需要关注哪些常规及生化检查? ······ 23

2. 心电图为什么能反映心脏疾病? ············ 24

3. 心电图异常是否就意味着心脏疾病? ·········· 25

4. 动态心电图有什么特点? ··············· 25

5. 什么是心脏彩超? ··················· 26

6. 什么是心电运动试验? ················· 26

7. 什么是心肌核素检查? ················· 27

8. 冠状动脉 CT 有什么意义? ·············· 27

9. 冠状动脉造影有什么意义? ··············· 28

10. 怎样自我评估心脏功能? ··············· 28

第八节 冠心病的临床治疗概述 ················· 29

1. 监护与一般治疗 ··················· 30

2. 解除疼痛与心肌再灌注 ················ 30

3. 心律失常的治疗 ……………………………… 30

4. 休克的治疗 …………………………………… 30

**第二章　冠心病预防** ………………………………… 31

　**第一节　冠心病的主要危险因素** ……………… 31

　　1. 年龄与冠心病的发生有多大关系？ …………… 31

　　2. 冠心病的发生与性别是否相关？ ……………… 31

　　3. 高血压与冠心病有何关系？ …………………… 32

　　4. 高脂血症与冠心病有何关系？ ………………… 32

　　5. 糖尿病与冠心病有何关系？ …………………… 33

　　6. 吸烟对心血管系统损害有多大？ ……………… 34

　**第二节　冠心病的次要危险因素** ……………… 34

　　1. 冠心病会遗传吗？ ……………………………… 34

　　2. 酗酒对心血管系统损害有多大？ ……………… 35

　　3. 精神心理因素与冠心病有何关系？ …………… 35

　　4. 肥胖与冠心病相关吗？ ………………………… 36

　　5. 为什么 A 型人格易患冠心病？ ……………… 37

　　6. 冠心病与从事的职业相关吗？ ………………… 38

　　7. 缺乏运动为什么易患冠心病？ ………………… 39

　**第三节　冠心病患者的日常预防** ……………… 39

　　1. 气候对冠心病有何影响？ ……………………… 39

　　2. 预防冠心病应该怎样合理饮食？ ……………… 40

　　3. 喝茶能够预防冠心病吗？ ……………………… 41

　　4. 冠心病患者沐浴应注意什么？ ………………… 42

　　5. 冠心病患者的正确睡姿是怎样的？ …………… 43

　　6. 失眠会增加冠心病的患病风险吗？ …………… 43

　　7. 打鼾与冠心病有关吗？ ………………………… 44

　　8. 为什么冠心病病人怕便秘？ …………………… 44

　　9. 避孕药与冠心病有关吗？ ……………………… 45

10. 冠心病患者驾驶汽车应注意什么？ …………………… 45

11. 心脏骤停应该如何进行急救？ …………………………… 46

12. 冠心病一定是老年人得的病吗？ ………………………… 47

13. 夏天冠心病就不容易发病吗？ …………………………… 48

第四节　冠心病预防的误区 ……………………………………… 48

1. 化验结果正常就不用调血脂吗？ ………………………… 48

2. 天热血压正常就不用吃降压药吗？ ……………………… 50

3. 高血压没有症状就不用吃药吗？ ………………………… 50

4. 心脏介入手术有风险最好不做对吗？ …………………… 51

5. 装了支架就是冠心病治疗的终点吗？ …………………… 51

6. 心绞痛发作忍忍就一定能好吗？ ………………………… 52

7. 冠心病症状不明显就说明不严重吗？ …………………… 52

8. 有早搏房颤就是冠心病吗？ ……………………………… 53

9. 吃保健品就可以不吃药吗？ ……………………………… 53

第三章　冠心病运动康复 ………………………………………… 55

第一节　运动康复对冠心病患者的益处 ……………………… 55

1. 运动能改善心率吗？ ……………………………………… 55

2. 运动能改善心脏侧支循环吗？ …………………………… 56

3. 运动能改善心脏供血吗？ ………………………………… 56

4. 运动能改善心脏收缩功能吗？ …………………………… 57

5. 运动能提高呼吸功能吗？ ………………………………… 57

6. 运动能提高运动能力吗？ ………………………………… 58

7. 运动能改善精神状态吗？ ………………………………… 58

8. 运动能改善脂质代谢吗？ ………………………………… 59

9. 运动能控制血压吗？ ……………………………………… 60

10. 运动能改善血糖吗？ ……………………………………… 60

11. 运动能控制体重吗？ ……………………………………… 61

12. 运动能降低死亡率吗？ …………………………………… 61

第二节　冠心病患者运动康复注意事项 ……………… 62

　　1. 冠心病患者的运动原则是什么？ ……………… 62

　　2. 冠心病患者运动伴随哪些风险？ ……………… 63

　　3. 什么样的冠心病患者不适合运动？ …………… 63

　　4. 冠心病患者有哪些运动注意事项？ …………… 64

　　5. 冠心病患者运动前需要哪些康复评估？ ……… 65

　　6. 冠心病早期运动康复为什么要在医院进行？ … 65

　　7. 冠心病运动康复与药物治疗有什么关系？ …… 67

　　8. 冠心病患者如何防止运动损伤？ ……………… 67

　　9. 冠心病运动康复为什么要持之以恒？ ………… 68

　　10. 冠心病患者什么时间运动最好？ ……………… 68

第三节　冠心病患者如何把握运动量 ………………… 69

　　1. 冠心病患者运动处方包含哪些内容？ ………… 69

　　2. 冠心病患者如何把握运动强度？ ……………… 70

　　3. 冠心病患者如何把握运动时间？ ……………… 71

　　4. 冠心病患者适宜的运动频率是多少？ ………… 72

　　5. 冠心病患者运动过程中哪些症状需要警惕？ … 72

第四节　冠心病患者适宜的运动方式 ………………… 72

　　1. 冠心病患者如何散步？ ………………………… 72

　　2. 冠心病患者如何慢跑？ ………………………… 73

　　3. 冠心病患者如何爬梯练习？ …………………… 74

　　4. 冠心病患者如何游泳？ ………………………… 75

　　5. 冠心病患者如何骑车？ ………………………… 76

　　6. 冠心病患者如何练习传统功法？ ……………… 77

　　7. 冠心病患者如何进行力量训练？ ……………… 79

　　8. 冠心病患者如何进行柔韧性训练？ …………… 80

第五节　特殊情况下的冠心病患者如何运动 ………… 81

　　1. 急性心肌梗死后如何安排活动？ ……………… 81

　　2. 心力衰竭患者如何进行运动？ ………………… 82

3. 下肢关节受损的患者如何运动？ ………………………… 83

4. 伴有骨质疏松的患者如何运动？ ………………………… 84

5. 高龄体弱患者如何运动？ ………………………………… 85

6. 冠心病患者外出旅游应注意什么？ ……………………… 86

7. 冠心病患者可以进行性生活吗？ ………………………… 87

**第四章　冠心病饮食与用药** ……………………………………… 89

第一节　冠心病患者如何健康饮食 ………………………… 89

1. 冠心病患者的饮食原则是什么？ ………………………… 89

2. 冠心病患者有何营养需求？ ……………………………… 90

3. 适宜冠心病患者食用的主食有哪些？ …………………… 91

4. 适宜冠心病患者食用的蔬菜有哪些？ …………………… 91

5. 适宜冠心病患者食用的水果有哪些？ …………………… 92

6. 适宜冠心病患者食用的肉类有哪些？ …………………… 93

7. 适宜冠心病患者食疗的中药有哪些？ …………………… 94

8. 地中海饮食是否适合冠心病患者？ ……………………… 95

第二节　冠心病危险因素的饮食控制 ……………………… 95

1. 糖尿病患者饮食注意事项 ………………………………… 95

2. 高血压患者饮食注意事项 ………………………………… 96

3. 高脂血症患者饮食注意事项 ……………………………… 97

4. 高尿酸血症患者饮食注意事项 …………………………… 98

第三节　冠心病患者的食疗方法 …………………………… 98

1. 适宜冠心病患者的茶饮调制 ……………………………… 98

2. 适宜冠心病患者的炒菜 …………………………………… 100

3. 适宜冠心病患者的汤羹 …………………………………… 100

4. 适宜冠心病患者的主食 …………………………………… 102

第四节　冠心病患者用药常识 ……………………………… 103

1. 冠心病患者用药原则是什么？ …………………………… 103

2. 冠心病患者用药方案的制定需要考虑哪些因素？ ……… 103

3. 冠心病患者用药禁忌有哪些?  …………………………………… 104

4. 冠心病患者外出需常备哪些药物?  ……………………………… 105

5. 冠心病患者急救时如何用药?  …………………………………… 105

6. 冠心病患者如何正确掌握用药时间?  …………………………… 106

7. 冠心病患者如何减轻用药不良反应?  …………………………… 106

第五节　冠心病患者常用药的服用 ………………………………… 107

1. 治疗冠心病的常见药物分类有哪些?  …………………………… 107

2. 冠心病患者如何正确服用抗血小板聚集药物?  ………………… 108

3. 冠心病患者如何正确服用抗凝药物?  …………………………… 109

4. 冠心病患者如何正确服用抗心肌缺血药物?  …………………… 109

5. 冠心病患者如何正确服用调脂药物?  …………………………… 110

6. 冠心病患者如何正确服用钙离子通道阻滞剂?  ………………… 110

7. 冠心病患者如何正确服用 β 受体阻滞剂?  ……………………… 111

8. 冠心病患者如何正确服用血管紧张素转换酶抑制剂?  ………… 112

9. 冠心病患者如何正确服用血管紧张素 II 受体拮抗剂?  ………… 113

10. 冠心病患者如何正确服用其他抗心肌缺血药物?  …………… 113

11. 冠心病患者如何正确服用硝酸酯类药?  ……………………… 114

12. 冠心病患者如何正确服用中成药?  …………………………… 114

第五章　冠心病心理干预 …………………………………………… 115

1. 冠心病患者会有哪些心理特点?  ………………………………… 115

2. 不良情绪对冠心病的影响有哪些?  ……………………………… 116

3. 冠心病患者应该怎样认识自身?  ………………………………… 117

4. 冠心病患者该怎样控制自身情绪?  ……………………………… 117

5. 冠心病患者家属应该扮演什么角色?  …………………………… 118

6. 哪些文体活动有益于心理健康?  ………………………………… 119

第六章　冠心病自我管理 …………………………………………… 120

1. 冠心病患者为什么需要自我管理?  ……………………………… 120

2. 冠心病患者血糖的自我管理 …………………………………………… 120

3. 冠心病患者血压的自我管理 …………………………………………… 122

4. 冠心病患者用药的自我管理 …………………………………………… 123

5. 冠心病患者运动的自我管理 …………………………………………… 124

6. 冠心病患者饮食的自我管理 …………………………………………… 124

7. 冠心病患者情绪和睡眠的自我管理 …………………………………… 126

8. 冠心病患者吸烟的自我管理 …………………………………………… 126

附录一　每日所需热量计算 ……………………………………………… 128

附录二　食物交换份 ……………………………………………………… 130

附录三　2014 中国心血管病年度报告 …………………………………… 135

附录四　冠心病康复/二级预防中国专家共识 …………………………… 138

# 第一章　冠心病常识

## 第一节　心脏是如何工作的

**①** **心脏位于我们身体什么部位?**

　　我们的心脏位于胸腔内,两肺之间,外面裹着一层薄膜叫心包。心在胸前的体表投影可以用四点及其连线来确定。左上点:在左侧第 2 肋骨的下缘,距离胸骨左缘 1.2 cm 处;右上点:在右侧第 3 肋骨上缘,距离胸骨右缘 1.0 cm 处;左下点:在左侧第 5 肋骨间隙,锁骨中线内侧 1～2 cm 处,即心尖部。男性双乳头一般平第 4 肋,心尖搏动就在乳头下。这里是听诊的最常用部位,心脏位置移位、心脏若增大时心尖搏动随之移位;右下点:在右侧第 6 肋骨与胸骨相连接处。心的后方有食管、迷走神经和胸主动脉,下方为膈肌。

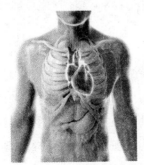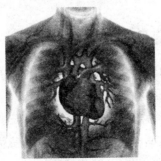

**小贴士**

　　需要指出的是,不要误以为在急救时心肺复苏胸外按压的地方是在心跳的位置,其实是应该在胸骨下 2/3 处。了解心脏的位置,对临床诊断心界是否正常有实用意义。

## ② 心脏是跟拳头一样大小吗?

心脏外形近似前后略扁的倒置圆锥体,尖向左下前方,底向右上后方。它的正常大小约和成年人自己的拳头相似。心脏的外形可分为前面、后面、侧面,左缘、右缘和下缘(即:一尖,一底,三面和三缘)。心肌炎及心瓣膜闭锁不全、甲状腺功能亢进及维生素 $B_1$ 缺乏等因素会导致心脏变大,可通过做心电图、胸部 X 光片和心脏彩超等诊断心脏是否肥大,其中心脏彩超的准确度最高。

## ③ 心肌跟骨骼肌有什么区别?

心肌和骨骼肌最主要的区别是心肌具有自律性,而骨骼肌没有。所谓自律性,是指心肌细胞能够在没有外来刺激的情况下自动的发生节律性兴奋的特性,而这种节律性的兴奋,能够刺激心肌发生收缩,所以,心脏的跳动并不受我们主观意识的控制,关于心肌自律性的问题会在下文详述。肌肉在每一次收缩过程中,都会有一段时间"与外界隔绝",在这段时间不管是受到多大的刺激,不管是受到什么刺激,都不会产生兴奋,这一时期称为"绝对不应期",而心肌细胞比较特殊,它的不应期相对于骨骼肌来说比较长,所以它只能一次一次的跳动,不会发生连续而缺少舒张的强直收缩,这样的特点有利于心脏进行长期不疲劳的舒缩活动,如果心肌像骨骼肌那样发生强直收缩,则会影响其射血功能。

## ④ 心脏是如何给自身供血的?

心脏是身体中最重要的器官之一。心脏不停地跳动,同其他器官一样也需要血液为它提供营养物质,保障心脏跳动的能量。

为心肌提供血液的血管,称为"冠状动脉",为心脏供血的血管几乎环绕心脏一圈,像一项王冠一样,所以叫做"冠状动脉",此动脉为心脏供应血液,提供营养。冠状动脉又分为左冠状动脉和右冠状动脉。

由于冠状动脉在心肌内行走,显然会受制于心肌收缩挤压的影响。也就是说，心脏收缩时，血液不易通过，只有当其舒张时，心脏方能得到足够的血流，这就是冠状动脉供血的特点。

根据冠状动脉分支的走向及分布的位置，不难推测其营养心脏的部位。

（1）右房、右室：由右冠状动脉供血。

（2）左室：其血液供应50%来自于左前降支，主要供应左室前壁和室间隔，30%来自回旋支，主要供应左室侧壁和后壁，20%来自右冠状动脉（右优势型），供应范围包括左室下壁（膈面）、后壁和室间隔。但左优势型时这些部位由左旋支供血，均衡型时左右冠脉同时供血。

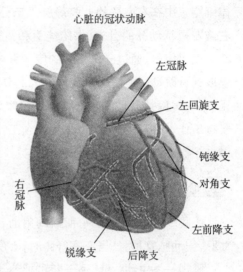

心脏的冠状动脉

左冠脉
左回旋支
钝缘支
对角支
右冠脉
左前降支
锐缘支　　后降支

（3）室间隔：前上2/3由前降支供血，后下1/3由后降支供血。

（4）传导系统：窦房结的血液60%由右冠状动脉供给，40%由左旋支供给；房室结的血液90%由右冠状动脉供给，10%由左旋支供给；右束支及左前分支由前降支供血，左后分支由左旋支和右冠状动脉双重供血，所以，临床上左后分支发生传导阻滞较少见。左束支主干由前降支和右冠状动脉多源供血。

## ⑤ 为什么心脏跳动不完全受我们控制？

平时，我们无论醒着还是睡着，都未曾有意识地指挥自己心脏的跳动，可是心脏却总是不知疲倦，夜以继日地跳动。

这是为什么呢？

因为心脏还有一套"自动控制装置"。心脏的"自动控制装置"在神经系统的调控下，发出和传递心脏跳动的命令。在动物实验中我们可以看到，即使把心脏从动物躯体中拿出来，心脏还能继续跳动一段时间。

心脏的这种自律性又是从哪里来的呢？

原来心脏内部存在着全身其他器官所不具备的一种自律性细胞。自律细胞像个小发电站，不需要任何外来刺激或神经刺激就能够自动地有节律地发出一股股微小电流，刺激心肌兴奋并使之传导，继而收缩而产生跳动。心脏的这种自律细胞集中在右心房的上腔静脉入口处，形成特殊的小结称为窦房结。血供靠右或左冠状动脉的分支，供给能量和氧气，这样保障窦房结像个脉冲发生器，不断地发出信号，通过一套精细的传导系统下传，从而指挥和控制着心脏有节律地夜以继日跳动。心脏每跳动一次大约0.8秒，在这一短暂的时间里，收缩期只占用0.3～0.4秒，其他则是心脏舒张和休息的时间。由于心脏是这样劳逸结合地安排工作，所以能够持之以恒地连续工作着。

## ⑥ 心跳与脉搏是什么关系?

心跳——心肌收缩、心脏跳动射血，而当心室收缩时，左心室的血液射入主动脉，主动脉壁扩张，当心室舒张时，心房的血液流入心室，使心室扩张。

脉搏——主动脉壁一张一缩的搏动，像波浪一样沿着动脉壁向离心方向传播。

正常情况下，心率和脉搏是一致的。但有些心律失常患者，如房颤、早搏等，当某一心搏提早较多、排出量少、血管充盈不足时，脉搏和心率可以不一致。在一些严重的心肌疾病患者中，会出现脉搏的搏动强弱相互交替，有时听到2次心跳，而仅能摸到1次脉搏。在心跳非常快的时候，脉搏的搏动强度也会变得非常弱，甚至很难摸到，如心动过速和休克时。

一般来说，脉搏快慢和强度主要反映心脏的收缩舒张能力，因此通过脉搏的

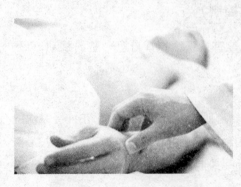

强度可以判断心脏的泵血功能和体内的血流动力学状态。例如外伤失血的患者，脉搏增快的程度能反映出失血量的多少。而发烧时，人的脉搏也会相应增快，一般为体温每增加1℃，脉搏每分钟增加10次。在部分疾病中，如人们在感冒发热痊愈后，在平静状态下若脉

搏持续增快或不规则,则提示心肌炎的可能。高血压的病人,其脉搏强度一般较强。足背动脉经常用来判断下肢动脉的通畅情况,下肢动脉闭塞的患者(常见于糖尿病患者)足背动脉搏动会减弱。发现昏迷的患者,通过触摸颈动脉脉搏可判断其是否是因心跳停止或心率过快引起的昏迷。

在中医之中,"望闻问切"中的"切"所指的"切脉"就是用手指按压脉搏,正如我们所知道的,医生将手指放在患者的手腕某处(即我们的桡动脉处)来感受患者的脉搏,通过感受动脉搏动的显现部位(深、浅)、速率(快、慢)、强度(有力、无力)、节律(整齐与否、有无歇止)和形态等来判断患者的脏腑、气血情况。

# 第二节　什么是冠状动脉粥样硬化

## ① 动脉粥样硬化是怎么回事?

动脉硬化是医学上常用的病理解剖学名词,现在人们常用它来表示一种疾病,这显然属于一定的误用。动脉硬化相对于动脉粥样硬化来说是一个更大的概念,凡动脉管壁增厚、变硬、弹性减退,均称动脉硬化,而全身动脉,均可能会发生硬化。

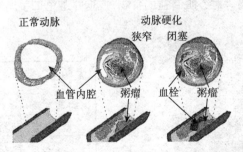

动脉粥样硬化是一个复杂的病理过程,而不是一种独立的疾病。动脉粥样硬化是一种主要侵犯大、中动脉,使血管内膜增厚、变硬、管腔狭窄的病理变化。可以引起局部供血不足或中断,或者在局部继发血栓而引起心肌梗死、脑卒中、远端肢体缺血坏死。

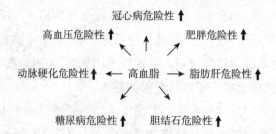

动脉粥样硬化的确切病因尚未清楚,目前认为重要的危险因素如下:

(1)血脂异常:高脂血症是动脉粥样硬化的罪魁祸首之一。血脂检查的项目主要有总胆固醇(TC)、甘油三酯(TG)、低密度脂蛋白胆固醇(LDL)、高密度脂蛋白胆固醇(HDL)。甘油三酯、胆固醇、低密度脂蛋白胆固醇容易沉积在沿途的动脉血管壁上,形成斑块,导致动脉管腔狭窄,是心血管病的危险因素,其中以低密度脂蛋白胆固醇的危害最大所以被称为"坏胆固醇"。高密度脂蛋白则可以将低密度脂蛋白从血液中运回肝脏,降低血中低密度脂蛋白的水平并防止它在血管壁沉积。高密度脂蛋白还可以携带血液中 1/4~3/4 的胆固醇。此外,高密度脂蛋白还可能将过多的胆固醇从动脉粥样斑块中移走,所以被称为"好胆固醇"。尽管高血脂会导致动脉粥样硬化等一系列心脑血管疾病,但大多数时候高血脂的病人是不会感觉到难受的,所以我们一定要定期去医院进行体检。为了控制我们的血脂,我们可以进行每日至少 30 分钟的体育锻炼,无论是散步、游泳还是骑自行车都可以;饮食上多吃蔬菜、水果、瘦肉等对心脏有益的食物;戒烟并避免二手烟的侵袭。

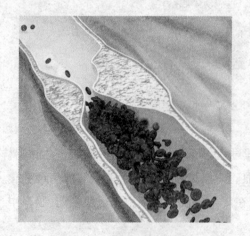

**小贴士**

| 血脂检查 | 正常值 |
| --- | --- |
| TC | 3.0~5.7 mmol/L |
| TG | 0.5~1.7 mmol/L |
| LDL | 2.1~3.1 mmol/L |
| HDL | 0.9~1.8 mmol/L |

（2）高血压：长期高血压使血管内压力持续增高，血液对管壁的冲击力显著加大，结果使血管内壁发生损伤；血管内膜一旦损伤，血脂很容易渗入血管壁，并在血管的内壁上沉积，使动脉变窄、失去弹性，从而引发动脉粥样硬化。高血压的患者以老年人居多，所以人们特别是老年人最好养成经常测血压的习惯。正常人体的血压范围是：收缩压 90～130 mmHg，舒张压60～90 mmHg。一旦自己测量出来的血压有异常，就应去医院检查，如果确实得了高血压要积极服用降压药物，并适量增加运动，戒烟，适量饮酒，养成良好的生活习惯。

（3）吸烟：吸烟可以使血中的一氧化碳浓度升高，造成血管内皮损伤，胆固醇、甘油三酯等容易渗入血管壁，并在血管壁上沉积，使动脉变窄、失去弹性。同时，吸烟还可使血液变得黏稠，血脂升高等，进一步加重动脉粥样硬化的程度。吸烟对于我们来说是百害而无一利的，也是导致动脉粥样硬化的因素中最容易控制的一个，所以我们都应该积极地戒烟，并远离二手烟的侵袭。

（4）糖尿病：糖尿病和高胰岛素血症均可造成血脂升高，从而引起动脉粥样硬化。糖尿病分为两种类型，1 型糖尿病和 2 型糖尿病。1 型糖尿病主要表现为"三多一少"的症状即：多饮、多食、多尿和体重减少。2 型糖尿病主要表现为全身乏力，肥胖，若不及时诊断，体重会逐渐下降。如果有上述的症状之一就要去医院就诊检查。对糖尿病患者的治疗主要包括饮食治疗、运动治疗和药物治疗。轻度的糖尿病患者单用饮食治疗就可控制病情，药物治疗包括口服药物和注射胰岛素治疗，同时运动也可增强机体对胰岛素的敏感性，降低体重，减少身体脂肪量，增强体力，提高工作能力和生活质量，运动的形式可多样，如散步、快步走、健美操、跳舞、打太极拳、跑步、游泳等。

（5）其他：① 遗传因素：现已确定约 200 种基因对脂质代谢有影响。② 年龄因素：流行病学表明动脉粥样硬化的病变程度随年龄增加而增加。③ 内分泌因素：雌激素和甲状腺激素可降低血胆固醇的水平，其在体内水平的降低可促进动脉粥样硬化的发生。

## ② 冠状动脉为什么容易粥样硬化？

冠状动脉是供给心脏血液的动脉，起于主动脉根部，分左右两支，行于心脏表面。冠状动脉血管之所以好发动脉粥样硬化，是由于它比所有器官动脉靠近心室，因而承受最大收缩压撞击，另外，血管的任何部位都可能长斑块，但是有一种形状的血管最容易出问题，您估计是"1"形，还是"Y"形，还是"S"形呢？想象一下吧，河中最容易沉积泥沙的段落是哪里呢？正是转弯、分叉的部位。河流中的泥沙容易在转弯或者支流汇入的地方沉积下来，血管也是一样，所以 Y 形的血管最容易有斑块形成，造成阻塞。而冠状动脉分支较多，血液流速较快，血管由于心脏形状有多数方向改变，因此也受到更大的血液剪切力，更易造成血管内皮细胞的损伤，使得血中的脂质易于沉积在血管内。

## ③ 动脉粥样硬化能消除吗？

对人类动脉粥样硬化能否消除的研究因受伦理学的约束，发展比较滞后，但如今已有研究为人类动脉粥样硬化的消退提供确切的依据。主要可以从三个方面来努力。

（1）正确用药：目前临床广泛应用的调脂药物如洛伐他汀等他汀类药物可使病损处进展的速度减慢，对于粥样硬化的消除有着卓越的功效。但是，每个人的体质都有区别，具体药物的使用还需到医院由医生开处方决定，不可擅自乱用药。

（2）饮食控制：饮食疗法是高血脂治疗方法中最"不花钱"的，而且是最简单的，但是很多情况下光靠饮食控制是不够的，合理饮食管理结合药物治疗对消除动脉粥样硬化的效果要更为明显。

（3）适量运动：研究表明适度的体能锻炼既能促进能量消耗，降低血中坏胆固醇如总胆固醇、甘油三酯、低密度脂蛋白水平，使具有保护血管作用的高密度脂蛋白增高，减少甚至逆转动脉粥样硬化的形成。所以，在药物和饮食的基础上，还要积极参与体育锻炼,但冠心病患者的锻炼强度并不是随性而定的,应该严格按照医生所制定的运动处方,有条件的最好是在医院心电监护下进行锻炼,以保障安全。

## ④ 冠状动脉粥样硬化对心脏有哪些影响?

绝大多数情况下,冠状动脉粥样性硬化对心脏最主要的影响是使得冠状动脉狭窄而导致心肌缺血引起冠状动脉粥样硬化性心脏病。根据心肌缺血程度的不同,冠心病可分为三种类型。

(1)心绞痛:由于冠状动脉供血不足或心肌耗氧量骤增,导致心肌急性、短暂性缺血缺氧所引起的临床综合征,称为心绞痛。典型表现为阵发性胸骨后部的压榨性或紧缩性疼痛,并可向心前区及左上肢放射。一般持续数分钟,可因休息或服用硝酸酯类药物而缓解、消失。

(2)心肌纤维化:心肌纤维化是由于冠状动脉狭窄引起心肌长期、慢性缺血缺氧所导致的心肌细胞萎缩或肥大、间质纤维组织增生,又称心肌硬化或慢性缺血性心脏病。

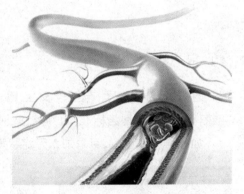

(3)心肌梗死:心肌梗死是由于冠状动脉持续性供血中断,引起一定范围的心肌急性缺血坏死。多见于老年人,是冠心病最为严重和常见的类型。

## ⑤ 外周动脉疾病与冠心病有何关系?

外周动脉疾病是由于动脉粥样硬化导致外周血管的慢性狭窄性疾病,是一种相当常见的全身血管退化状态,其中下肢的外周动脉疾病最为常见,患者往往表现出劳累性的疼痛及典型步态改变的间歇性跛行症状,具体表现为从开始走路,或走了一段路程以后(数百米左右),出现单侧或者双侧腰酸腿痛,下肢麻木无力,以至跛行,但稍许蹲下或坐下休息片刻以后,症状可以很快缓解或者消失,

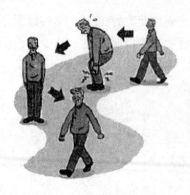

病人仍可以继续行走,再走一段时间以后,上述症状会再度出现,严重者甚至在安静状态下也会出现疼痛或者溃疡、坏死等。作为动脉粥样硬化性疾病的一种,外周动脉疾病与心血管疾病密切相关,两者有着共同的危险因素,包括:吸烟、血脂异常、高血压、糖尿病、肥胖等。相关研究显示有高达90%以上的外周动脉疾病患者被确诊患有冠心病,尽管外周动脉疾病很少引起患者的死亡,但是却能使心血管疾病患者的死亡率增加50%～150%。因此冠心病患者在出现下肢症状时要引起足够的重视。

# 第三节　什么是冠心病

## ① 冠心病有哪些分类?

目前,冠心病分类、分型较多,且比较混乱。公认的临床分型是以世界卫生组织(WHO)的分型为标准,即:心绞痛、心肌梗死和猝死。

如果详细来说,又可以加入无症状型冠心病和缺血性心肌病。

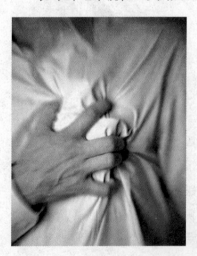

(1)无症状型:无症状,但有客观依据,如心肌缺血的心电图改变,或者增加负荷时有改变,休息后恢复。但 ST-T 改变绝非冠心病特有,很多病可以引起。

(2)心绞痛型:冠心病心绞痛典型的表现为胸口感觉像石头压着,或者被抓住一样,觉得气也透不出来,甚至有快要死的感觉。疼痛可波及心前区,并向左肩、左上肢内侧放射。发作时常被迫立即停止活动。时间持续 5～10 分钟,休息或服用硝酸甘油(或消心痛、麝香保心丸)后,在 1～2 分钟内可以缓解。上述感觉多在体力活动、劳累、精神激动、寒冷、饱餐后出现。有时疼痛部位可表现在上腹部、下颌、左肩胛甚至牙齿,还有些人表现为体力活动后出现胸闷、心慌、气短,停下休息后可以缓解。

(3) 心肌梗死型:常见的严重疾病。是冠状动脉某支有血栓形成,导致冠脉闭塞,心肌坏死。20 世纪五六十年代时病死率达 30%～40%;70 年代建立监护室,及时治疗心律失常、心力衰竭,病死率下降到 15%;进入八九十年代开展溶栓、介入治疗,更进一步使病死率下降到 5%～10%。因为闭塞的血管及时再通,心脏功能恢复也很好。

(4) 缺血性心肌病型:如果心脏长期缺血、缺氧,最终可能出现慢性心力衰竭,一有风吹草动就会反复发作,需要住院治疗,严重影响生活质量。

(5) 猝死型:有些冠心病甚至一开始就表现为猝死,深受人们喜爱的相声大师马季、侯耀华等都是因为冠心病发病而猝死家中的。

以上几种类型可以合并存在。近来常用"急性冠脉综合征"的诊断,包括不稳定性心绞痛,急性心肌梗死及猝死,都是冠脉血栓形成引起的。血栓完全闭塞冠脉发生急性心肌梗死,不完全闭塞发生不稳定性心绞痛,两者均可致猝死。认识血栓形成是引起急性冠脉综合征的原因,对冠心病的防治极为重要。

## ② 冠心病有哪些先兆症状?

当生活中出现下列现象时,建议做一次心脏检查,以便早期发现心脏病,从而采取有效的防治措施。

(1) 劳累或紧张时,突然出现胸骨后疼痛或胸闷压迫感。左胸部疼痛伴有出汗,或疼痛放射到肩、手臂及颈部。

(2) 体力活动时有心悸、疲劳、气急等不适感,或产生呼吸困难。

(3) 性生活时感到呼吸困难、胸闷或胸痛。

(4) 饱餐、寒冷、吸烟、看情节紧张的电影或电视时,感到心悸、胸闷或胸痛。

(5) 上楼时比以前或比别人容易出现心悸和气急。

(6) 晚间睡觉枕头低时感到呼吸困难,需要高枕而睡。

(7) 下肢出现水肿。

（8）手指或足趾末端出现肥大、变形。

（9）脸、口唇和指甲出现青紫、暗红等异常颜色。

### ③ 冠心病常见临床表现有哪些？

冠心病的临床表现较为复杂，因病情轻重和病程长短不同常表现不一，主要包括心绞痛、心肌梗死、无症状性心肌缺血、缺血性心肌病和猝死。具体包括以下：

（1）心绞痛：常在体力劳动、情绪激动或饱餐后，表现为胸骨后的压榨感、闷胀感，伴随明显的焦虑，持续 3～5 分钟，常发散到左侧臂部、肩、下颌，咽喉、背，也可放射到右臂。休息和舌下含服硝酸甘油缓解。老年人发作心绞痛可有不典型症状，可表现为气紧、晕厥、虚弱、嗳气。

（2）心肌梗死：心梗发生前一周左右常有前驱症状，如静息和轻微体力活动时发作的心绞痛，伴有明显的不适和疲惫。梗死时表现为持续性剧烈压迫感、闷塞感，甚至刀割样疼痛，位于胸骨后，常波及整个前胸，以左侧为重。疼痛部位与以前心绞痛部位一致，但持续更久，疼痛更重，休息和含化硝酸甘油不能缓解。心肌梗死在本章第五节有详细描述。

（3）无症状型心肌缺血：很多病人有广泛的冠状动脉阻塞却没有感到过心绞痛，甚至有些病人在心肌梗死时也没感到心绞痛。部分病人在发生了心脏性猝死，常规体检时发现心肌梗死后才被发现。部分病人由于心电图有缺血表现，发生了心律失常，或因为运动试验阳性而做冠脉造影才发现。这类病人发生心脏性猝死和心肌梗死的可能性和有心绞痛表现的病人一样，所以也应注意平时的康复工作。

（4）缺血性心肌病：长期的心肌血供不足导致心肌营养障碍发生萎缩，心肌广泛纤维化，心绞痛逐渐减少到消失，却出现心力衰竭的表现，如气紧、水肿、乏力等，还有可伴有各种心律失常，表现为心悸。

（5）猝死型冠心病：指由于冠心病引起的不可预测的突然死亡，在急性症状出现以后 6 小时内发生心脏骤停所致。主要是由于缺血造成心肌细胞电生理活动异常而发生严重心律失常导致。

## ④ 哪些冠心病不典型症状需要注意?

有些冠心病者,无胸痛发作,仅表现为房颤、室早、房室传导阻滞等各种心律失常,或以气促、夜间阵发性呼吸困难等心衰表现为首发症状,临床称之为"心律失常和心力衰竭型冠心病",是冠心病较少见的一种类型。

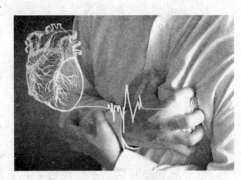

心绞痛部位除发生在胸部以外,也可能表现为头痛、牙痛、咽痛、肩痛、腿痛,常需要与相应器官所引起的不适相鉴别。

少数冠心病人,尤其是急性心肌梗死时,仅出现脑血管病的表现,如头晕、肢体瘫痪、突然意识丧失和抽搐等脑循环障碍,原因在于心肌梗死时,心排血量下降以致脑供血减少,严重心律失常亦常致脑供血减少。故老年人有脑血管病表现时,应作心电图检查并短期内随访,以排除发生急性心肌梗死的可能。

还有部分患者表现为上腹胀痛不适等胃肠道症状,特别是疼痛剧烈时常伴有恶心、呕吐,临床上易误诊为急性胃肠炎、急性胆囊炎、胰腺炎等。

若冠心病同时合并其他急性疾病,如糖尿病酮症酸中毒、急性感染、外科急症,即使发生急性心肌梗死,症状亦常被掩盖。故病人及家属应及时向医生反映所患冠心病的病情,给医生提供参考。

由于老年人常记忆减退、感觉迟钝,对症状又不善表达,易被家人及医生所忽视,所以,在给老年人做有关检查时,别忘记了做个常规心电图。

## ⑤ 老年人冠心病有什么特点?

① 发病率明显高于中青年。

② 老年不典型心绞痛比中年人多见(典型症状者只占20%~40%),且无症状性心肌缺血也比中年人常见。

③ 发生急性心肌梗死时以心衰、休克、脑循环衰竭和胃肠症状为首发症状者

多见。

④ 冠状动脉造影和左心室造影常显示多支病变及心功能不全,因此急性心肌梗死发生后并发症多、病情严重,极易发生严重心律失常,心源性休克,死亡率增高。

⑤ 可与脑血管疾病并存。

⑥ 再发心肌梗死、多部位同时梗死及非 Q 波心肌梗死发病率较高。

⑦ 易并发肺、肾、脑等其他重要器官的功能不全。

# 第四节　什么是心绞痛

## ① 心绞痛的典型症状是什么?

由于冠状动脉供血不足或心肌耗氧量骤增,导致心肌急性、短暂性缺血缺氧所引起的临床综合征,称为心绞痛。典型症状表现为突然发生的胸骨中上部的压榨痛、紧缩感、窒息感、烧灼痛、重物压胸感,胸痛逐渐加重,数分钟达高潮,并可放射至左肩内侧、颈部、下颌、上中腹部或双肩。伴有冷汗,之后逐渐减轻,持续时间为几分钟,经休息或服硝酸甘油可缓解。不典型者可在胸骨下段、上腹部或心前区出现压痛。有的仅有放射部位的疼痛,如咽喉发闷、下颌痛、颈椎压痛。老年人发病期心绞痛症状常不典型,可仅感胸闷、气短、疲倦。老年糖尿病患者甚至仅感胸闷而无胸痛表现。

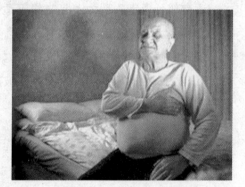

## ② 怎么判断心绞痛的程度?

心绞痛的分级标准是依据诱发心绞痛的体力活动量而定,较适合临床运用,目前,该标准已广泛运用于临床,分级标准的具体内容如下。

Ⅰ级：一般日常活动不引起心绞痛，费力、速度快、长时间的体力活动引起心绞痛发作；

Ⅱ级：日常体力活动稍受限制，在饭后、情绪激动时受限制更明显；

Ⅲ级：日常体力活动明显受限制，以一般速度在一般条件下平地步行1公里或上一层楼即可引起心绞痛发作；

Ⅳ级：轻微活动即可引起心绞痛，甚至休息时也可发作。

一般来说，稳定型劳累性心绞痛的发作程度常与缺血相关，与血管的阻塞程度相平行。心绞痛Ⅰ级的患者，其冠状动脉循环储备力相对较高，因此常表现为典型稳定劳累性心绞痛，而诱发发作的运动量相对固定、重复性好。心绞痛Ⅱ级的患者，若生活节奏掌握得好，也可将心绞痛控制在可预示的范围。而心绞痛Ⅲ级的患者，心绞痛阈值的波动范围较大，有时心绞痛发生在平时能很好耐受的劳力水平以下，但无休息时发作。这些患者经充分的药物治疗和改善生活方式，其病情仍可保持相对稳定。心绞痛Ⅳ级的患者，其冠状动脉的储备能力已明显下降，心绞痛阈值已无明显波动的余地。此类患者病情很不稳定，休息、平卧时也常常发生，随时有发生急性心肌梗死的可能，故多归于恶化劳累性心绞痛。掌握心绞痛的分级标准，对于了解病情的轻重、指导临床治疗和判断心绞痛的预后有着重要的指导意义。

## ③ 心绞痛发作的常见诱因有哪些？

心绞痛的发生一般都是源自心肌血液的供应和需求之间发生失衡，因此可能引起冠脉血液供应小于心肌的需求量、冠脉血液供应减少，或者是心肌耗氧量上升的因素，都可能诱发心绞痛。

心绞痛的常见诱因有：

（1）体力活动（上楼、跑步、行走过快）：正如我们所知，当我们从事体力活动的时候，我们的心跳会加快，所以心脏每2次之间的休息时间（也就是心舒张期）会缩短，而前面我们说到心脏给自身供血主要就是在舒张期进行的。所以，当我们体力活动强度达到一定程度，即我们的心跳快到一定程度时，心脏自身就得不到充足的血液供应，导致心肌缺血；同时，我们在进行体力活动时，身体的肌肉系统需要更多的血液供应,这就导致了心脏需要射出更多的血才能满足需求,而心脏射血的增多,也导致了心肌本身对冠脉血液供应需求的增高。所以,综合以上两点,导致了心肌血液供求之间的失衡,从而诱发心绞痛。

(2)凌晨血压波动:每个人在一天中不同时刻的血压是不一样的,平静状态下,在早晨一个人的血压会达到一天中较高的值,称作晨峰血压,而此时容易造成心室壁应力增高,冠脉血管受到挤压,同时因为血压升高,心肌耗氧量迅速增加,同样,心肌血液供求出现失衡,严重时可导致心肌缺氧缺血,导致心绞痛。

(3)情绪激动、精神紧张、寒冷:这几种情况都会通过体内复杂的神经—体液调节,导致血管收缩,血压上升等变化,这些变化都会使心肌的负荷增高,使其耗氧量增大,从而使心肌得到的血液和氧气不足。

(4)其他:饱餐、血压过高或过低、心动过速等。

## 4 心绞痛发作的缓解方法有哪些?

对冠心病者初发心绞痛时,会因心脏突发的剧痛而陷入极度恐慌之中,这对心绞痛的缓解十分不利,恐慌的情绪会明显加快心跳的频率,从而加大心脏负担。在心绞痛发作时首先不要紧张,立即停止体力活动,就地休息,设法消除寒冷,情绪激动等诱因;如果还不能缓解就需要服用药物,用于缓解心绞痛的硝酸甘油和中药速效救心丸,简称"救心药"。服用药物时我们要注意以下几点。

(1)药物要新。患者平时应注意药物有无变质,以免急救和失效而影响治疗;防止上瘾,经常服用这类药物也可能上瘾,可两种急救药交替使用。

(2)先嚼后食。多数人都是按照说明书所说的舌下含服,其效果固然不错;但如果能在心绞痛发作时先嚼后再压在舌下含服,便于药物溶化和舌下黏膜吸收,能高浓度地迅速到达心脏,效果更好。

(3)讲究姿势。含服时应取坐姿,因为站着含服常因周身血管扩张而致血压降低,引起晕厥。躺着含服则会致使心脏贮血量突然增多,加重心脏负担。

(4)事不过三。在药物有效的情况下,通常用药数分钟后心绞痛就应缓解。若仍不见效,应隔5~10分钟后再服1次。如此重复2~3次,若仍然无效,就应考虑有心肌梗死或其他疾病的可能,应立即去医院诊治。

（5）药不离身。药物应随身携带并放置在固定、掏取方便的衣袋中,晚上睡觉时也应把"救心药"放在枕侧易取之处,以便急用时伸手可得,做到药不离身。

## ⑤ 不稳定型心绞痛的特点是什么?

不稳定型心绞痛曾经被称为心肌梗死前状态、急性冠脉功能不全、综合征等。从这些命名可知它是介于稳定性心绞痛和心肌梗死之间的一种不稳定的心肌缺血综合征。由于其易发展成急性心肌梗死或猝死,故及时诊断、及时而正确治疗是至关重要的。不稳定型心绞痛胸痛的部位、性质与稳定型心绞痛相似,主要以胸骨后、心前区及咽部的压迫感、憋闷感多见,只是程度重,范围扩大,放射部位更广,持续时间可达 30 分钟,较低的活动量就可诱发,休息时也可自发出现。发作时卧床休息和含服硝酸酯类药物仅出现短暂或不完全性胸痛缓解,严重时还伴有大汗、心悸、血压改变等。

# 第五节　什么是心肌梗死

## ① 心肌梗死的典型症状是什么?

（1）疼痛:这是最常见的症状,疼痛部位和性质与心绞痛相同,既可发生于剧烈活动与情绪波动时,也可发生于夜间或凌晨安静睡眠时,疼痛程度较重,范围较广,持续时间可长达数小时或更长,休息或含服硝酸甘油片多不能缓解,病人常烦躁不安、大汗淋漓、恐惧不安,可有濒死之感。

（2）全身症状:主要是发热,可伴有心动过速、白细胞增高和红细胞沉降率增快等,由坏死物质吸收所引起。一般疼痛发生后 24～48 小时出现,程度与梗死范围常呈正相关,体温很少超过 38℃,持续 1 周左右。

（3）胃肠道症状:约有 1/3 有疼痛的患者,在发病早期有恶心、呕吐和上腹胀痛,与迷走神经兴奋,心肌刺激和心排血量降低,组织灌注不足等有关;肠胀气也不少见,还可发生呃逆(即日常所称的打嗝)。

（4）心律失常：见于 75%～95% 的病人，多发生于起病后 1～2 周内，尤其是 24 小时内。

（5）低血压和休克：下后壁和右室梗死或广泛前壁心肌梗死可伴有血压下降，持续数日或更久。如疼痛缓解而收缩压低于 80 mmHg，病人烦躁不安、面色苍白、皮肤湿冷、脉细而快、大汗淋漓、尿量减少、反应迟钝，为休克的表现。

（6）心力衰竭：主要是急性左心衰竭，可在起病最初数日内发生。发生率为 20%～48%，为梗死后心脏收缩力显著减弱和顺应性降低所致。病人出现呼吸困难、咳嗽、发绀、烦躁等，严重者可发生肺水肿。右心梗死患者可发生右心衰竭，出现颈静脉怒张、肝肿痛和水肿。

## ② 心肌梗死有哪些先兆？

世界各国每年有数十万人突然死亡，常使救治措手不及，医学上称其为"猝死"。经分析，猝死的最主要的原因是心血管疾病，其中冠心病占半数以上，大约 50% 的心梗和猝死是有先兆的，只不过患者及家人没有意识到这是先兆，所以没有引起足够的重视。心肌梗死先兆症状多在发病前一周出现，少数病人甚至提前数周，约 40% 的病人发生于梗死前 1～2 天。有的病人可不止 1 次，心肌梗死的先兆可能有：

（1）突然严重的心绞痛发作。

（2）原有的心绞痛性质改变（更加频繁、更加剧烈、持续时间延长），或诱因不明显，多在安静休息时发作，含服硝酸甘油疗效差。

（3）疼痛时伴有大汗、恶心、呕吐、心律失常、低血压状态等，常称之为梗死前状态。

（4）心绞痛发作时，出现心功能不全症状或原有心功能不全症状加重。

（5）心绞痛发作时心电图出现 ST 段一过性抬高或明显压低，T 波倒置或高耸，或出现心律失常。

（6）心梗先兆也可能表现为胃疼、牙疼和肩周炎类似症状，但是心梗的先兆和真正的这些疾病表现的症状之间的存在区别，主要有两点：第一，真正心梗的先兆是一过性的，比如如果是心梗导致的牙痛，通常 3 分钟左右就会过去，如果是牙周炎则不会这么短时间就好;第二,心梗前的疼痛是有原因诱发的,比如一骑车牙就疼,停下后就不疼了,可是再骑的时候又开始疼。

## ③ 心肌梗死与心绞痛有什么不一样?

心绞痛是一过性可逆性心肌缺血,一般冠状动脉管腔狭窄程度严重至超过管腔 70% 时才会发生,冠状动脉痉挛使管腔缩窄,也可引发心绞痛,即为变异性心绞痛。而心肌梗死则多为在冠状动脉硬化的基础上内膜破裂出血血栓形成,管腔完全闭塞,而造成受累心肌长时间缺血,导致不可逆的心肌坏死。可以这样说,心绞痛的发生不会对心肌造成持久的损伤,而心肌梗死对于心肌造成的损伤却是永久的。

在心绞痛基础上发生心肌梗死是可能的,但不少心肌梗死者以往并无心绞痛的历史而突然发病,慢性的反复发作的心绞痛可促使冠状动脉侧支循环建立,即其他病变程度较低的血管分支为缺血心肌提供一定量的血液供应,有时病变血管逐渐狭窄加重,甚至慢慢走向完全闭塞,也不会发生心肌梗死。心绞痛与心肌梗死的对比如下。

**心绞痛与心肌梗死鉴别诊断**

| | | 心 绞 痛 | 心 肌 梗 死 |
|---|---|---|---|
| 概念 | | 是在冠状动脉狭窄的基础上,由于心肌负荷的增加而引起心肌急剧的、暂时的缺血与缺氧的临床综合征 | 冠脉闭塞,血流中断,使相应的心肌发生严重而持久的急性缺血 |
| 临床表现 | 诱因 | 体力劳动、情绪激动、饱餐、寒冷、吸烟、心动过速、休克 | 不明显 |
| | 症状 | 发作性前胸压榨性胸痛 | 疼痛、全身症状、胃肠道症状、心律失常、低血压和休克、心力衰竭 |
| | 体征 | 面色苍白、出冷汗、心率增快、血压升高、心尖部听诊有时出现第四心音 | 心率增加或减慢,心律不齐 |
| | 部位 | 主要在胸骨体上段或中段之后可波及心前区,界限不很清楚,常放射至左肩、左臂内侧达无名指和小指,或至颈、咽或下颌部 | 相似 |

续　表

|  |  | 心　绞　痛 | 心肌梗死 |
|---|---|---|---|
| 临床表现 | 性质 | 压迫、发闷、紧缩、烧灼感，但不尖锐，不像针刺或刀割样痛，偶伴濒死感，发作时病人常不自觉地停止原来的活动 | 相似但程度更剧烈 |
|  | 持续时间 | 疼痛出现后常逐渐加重，3～5分钟内逐渐消失，可数天或数周发作1次，亦可1天内多次发作 | 数小时或数天 |
|  | 缓解方式 | 休息或含服硝酸甘油可缓解 | 休息或含服硝酸甘油不缓解 |

### ④ 心室壁瘤是什么？

　　心室壁瘤，从字面来看，很容易将它误解为肿瘤的一种，其实并非如此。当冠状动脉发生闭塞引起急性心肌梗死时，缺血坏死的心肌逐渐被瘢痕纤维组织所取代，失去原有的弹性及收缩能力，局部扩张并在心腔内压力的持续作用下，使该部分瘢痕化的心室壁向外呈瘤状突出，称为室壁瘤。其发生率为3%～12%。而肿瘤是机体在各种致癌因素作用下，局部组织的某一个细胞在基因水平上失去对其生长的正常调控，导致细胞异常增生而形成的异常病变。所以心室壁瘤并不是肿瘤。室壁瘤内易形成血栓，有发生体循环栓塞的危险。室壁瘤形成后可严重损害心脏功能和血流动力学状态，导致顽固的难治性心力衰竭、难治性心律失常，可采取手术治疗。

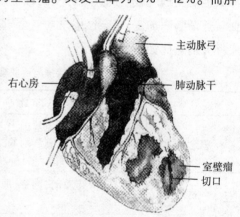

主动脉弓

右心房

肺动脉干

室壁瘤
切口

### ⑤ 梗死的心肌能修复吗？

　　心肌梗死是指由缺血时间过长导致的心肌细胞死亡，是心肌灌注供给与需求失衡的结果，心肌缺血在临床上常可通过检查患者的病史、运动平板和心肌酶学的改变而发现。一般心肌梗死后，坏死的心肌会溶解、吸收、形成瘢痕组织，这一过程大概需要4～6周时间。在这期间，同时会有心肌和血管的再生，因此这也为日后通过干细胞移植来治疗心肌梗死提供了可能,此外在梗死细胞和正常细胞之间尚存在冬眠细胞,这个细胞暂时失去收缩功能,但可以恢复,所以一旦发现有心肌缺血,就要立即进行改善缺血的治疗,挽回它们的功能,越早进行治疗,就越提高了心肌修复的可能性。

# 第六节 什么是心力衰竭

## ① 心力衰竭的典型症状有哪些?

心力衰竭简单来说就是心脏精疲力竭的一种状态。临床上以左心衰竭最为常见,单纯右心衰较少见。由于心肺间血液循环的密切联系,左心衰竭主要表现为不同程度的呼吸困难、咳嗽、咳痰、咯血等肺瘀血表现和心排量降低引起的乏力、疲倦、头晕、心慌、少尿和肾功能损害的症状。

右心衰竭主要表现为不同程度的体循环静脉瘀血的症状,常见症状有水肿、腹胀、食欲不振、恶心、呕吐、劳力性呼吸困难。水肿以身体的低垂部位(如下肢、腰骶部)为主,水肿部位与体位及体循环静脉瘀血的程度有关。

临床上多数患者表现为慢性心力衰竭,但也有相当一部分患者表现为急性左心衰,如某些大面积心肌梗死的急性期、二尖瓣腱索断裂或部分急性病毒性心肌炎患者。由于短时间内大量心肌受损,收缩功能严重受创,或骤然间二尖瓣大量反流,引起心脏负担急剧加重,从而造成心衰,主要表现为不同程度的呼吸困难。还有部分患者平常表现为慢性心力衰竭,某一时刻突然急性发作,这些患者往往是由于感染、服药不当、再次发生心肌梗死或过度劳累等引发心衰。

心力衰竭另一重要的临床表现是心率失常。心率失常可分为房性早搏、室性早搏、房性心动过速、室性心动过速,严重者可有致死性的心室颤动和心跳骤停等。

## ② 心力衰竭的常见诱因有哪些?

心脏的主要作用是泵血功能,它能不停地将全身的静脉血液收聚,然后泵入动脉系统,流至全身的组织和器官。心力衰竭时它不能将足够的血液泵入动脉系统,或不能将静脉血液回流至心脏。从一定意义上讲,几乎所有类型的心脏、大血管疾病的最终结局都有可能发展为心力衰竭,常见的诱因也较多,具体包括以下几种。

(1)感染:为常见诱因,呼吸道感染占首位,特别是肺部感染,可能与肺瘀血后清除呼吸道分泌物的能力下降有关。发热、代谢亢进及窦性心动过速等增加心脏的血流动力学负荷。急性风湿热复发、感染性心内膜炎、各种变态反应性炎症和感染性疾病所致的心肌炎症均会直接损害心肌功能,加重原有的心脏疾病。

(2)心律失常:快速性心律失常如最常见的心房颤动使心排血量降低。心动过速会增加心肌耗氧量,诱发和加重心肌缺血。严重心动过缓使心排血量下降。心律失常还会导致心房辅助泵作用丧失,使心室充盈功能受损。

(3)肺栓塞:心衰病人长期卧床,易产生血栓而发生肺栓塞,因右心室血流动力学负荷增加而加重右心衰竭。

(4)劳力过度:体力活动、情绪激动和气候变化、饮食过度或摄盐过多。

(5)妊娠和分娩:可加重心脏负荷和增加心肌耗氧量而诱发心衰,尤其孕产妇伴有出血或感染时更易诱发心衰。

(6)贫血和出血:慢性贫血病人心排血量增加,心脏负荷增加,血红蛋白的摄氧量减少,使心肌缺氧甚至坏死,引起贫血性心脏病。大量出血使血容量减少,回心血量和心排血量降低,并使心肌供血量减少和反射性心率增快,心肌耗氧量增加,从而导致心肌缺血缺氧。

(7)其他因素:主要包括输血输液过多或过快。电解质紊乱和酸碱平衡失调,如酸中毒也是诱发心衰的常见诱因,电解质紊乱诱发心衰最常见于低血钾、低血镁和低血钙。洋地黄过量、利尿过度、心脏抑制药物和抗心律失常药物及糖皮质激素类药物引起水钠潴留等。

### ③ 如何判断心力衰竭的程度?

判断心力衰竭程度时,首先我们可以观察自身临床表现的严重程度,如呼吸困难的程度或者下肢水肿的程度等。此外由于心力衰竭会带来全身性的体力活动限制,所以我们可以根据症状、体征等将心功能分为四级,具体如下表:

| 心功能分级 | 判断指标 | | | 心衰（心功能不全）分度 |
| --- | --- | --- | --- | --- |
| | 心脏储备能力 | 体力活动表现（症状） | 心脏病及心功能不全体征 | |
| Ⅰ级 | 正常 | 一般体力活动不受限制，不出现疲劳、乏力、心悸、呼吸困难及心绞痛等症状 | 无心衰体征 | 心功能代偿期 |
| Ⅱ级 | 轻度减低 | 体力活动稍受限制，休息时无症状，但中等体力活动时，如常速步行500～1000米或登3～4层楼即出现疲乏、心悸、呼吸困难、心绞痛等症状，休息后症状消失 | 有心衰体征，如心率增快、轻度肝肿大等 | Ⅰ度（轻） |
| Ⅲ级 | 中度减低 | 体力活动明显受限，休息时无症状，轻微体力活动，如：日常家务劳动、常速步行500～1000米、登2层楼等，即出现心悸、呼吸困难或心绞痛等症状，卧床休息后症状好转，但不能完全消失 | 出现肝肿大、水肿等心衰体征 | Ⅱ度（中） |
| Ⅳ级 | 重度减低 | 不能胜任任何体力活动，休息时仍有乏力、心悸、呼吸困难、心绞痛等症状 | 明显的心衰体征 | Ⅲ度（重） |

# 第七节　冠心病的相关检查

## ① 冠心病患者需要关注哪些常规及生化检查？

　　冠心病患者的生化检查一般主要是我们常说的抽血化验，通过相关项目的血液分析，不仅可以帮助我们对冠心病做出诊断，还能有助于我们了解冠心病的相关危险因素等，下面就来介绍冠心病的检查有哪些方法。

　　（1）血常规：冠心病患者需要长期服用 β-受体阻滞剂、硝酸酯、调脂药、抗血小板药等多种药物，有可能影响白细胞、血小板及血红蛋白等，故冠心病患者要复查血常规。

　　（2）尿常规：冠心病患者多合并高血压、糖尿病等，这些疾病都可造成肾脏损害,出现蛋白尿等,加之药物的影响,因此要检测尿常规,了解有无肾脏损害的发生。

(3)粪常规:冠心病患者需要长期服用阿司匹林,植入支架的患者还要联合应用氯吡格雷,因此有消化道出血的风险,尤其是对原来就合并消化道疾病如溃疡病或饮酒史的患者,除注意消化道症状和观察有无黑便外,最好定期复查大便隐血,防止发生消化道出血。

(4)肝肾功能:众多的药物及合并疾病有可能造成肝肾功能损害。他汀类调脂药是冠心病患者必须服用的药物,他汀会影响肝脏,尤其在初始服用时,更应当检测肝功能,了解转氨酶及肌酸激酶的水平,并作为以后复查的参考。

(5)血糖血脂:冠心病的治疗离不开对相关危险因素的控制,因此患者尤其要了解血糖和血脂在服用相关药物控制下的情况。鉴于随机血糖的波动性较大、影响因素多,故可查糖化血红蛋白了解近几个月内的血糖控制情况。

(6)凝血和血液流变:主要是了解血小板的状态和功能以及血液的黏稠度等,来评估出血的风险或者缺血的风险,同时辅助冠心病的诊断。

(7)心肌酶谱、肌钙蛋白、BNP(B-型钠尿肽)等:这些指标一般在冠心病急性发病时检测,主要用于辅助诊断急性心肌梗死、心衰等,同时还能不同程度上帮助了解病情的进展、程度等。

## ② 心电图为什么能反映心脏疾病?

我们知道心脏有节律的舒缩运动维持着正常的血液循环,而心肌的活动有赖于电活动的产生,心动图机能够通过测量电极将这些电活动在体表记录出来的曲线就是心电图。在做心电图检查时,将各导联电极按规定放置于病人的四肢与胸部不同位置,描绘出不同的心电图曲线,根据曲线的不同变化,加以分析,就可以对心脏的活动情况进行判断。每个正常人的心电图大致上都是相似的,都包括 P 波、QRS 波、T 波,每一段都有各自的意义。医生通过分析这些波形的形态能够得到很多信息,比如确定心房心室大小

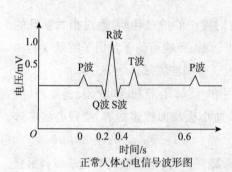

正常人体心电信号波形图

是否正常、心肌供血的状况、心脏搏动的节律以及正常电活动的传导功能等,从而为临床诊断和治疗提供依据。

### ③ 心电图异常是否就意味着心脏疾病?

在诊断冠心病时,心电图检查是必要的,也是重要的。但心电图正常不代表就没有心脏疾病,有些冠心病患者常常会跟我们讲:就在发病前我刚刚做了心电图体检,没问题的,怎么就发病了呢? 相反心电图不正常也不一定就有心脏疾病。正常人都可能出现小的波动,因此确诊需要医生综合患者症状来决定。

再有,任何仪器检查都有其不足之处,存在假阳性和假阴性的可能。例如,冠心病可疑性大的人如果运动心电图试验结果阳性,可能是真阳性,需要做冠脉造影检查;但是冠心病可疑性小的人如果运动心电图试验结果阳性,其假阳性的可能性较大。

另外,心电图检查也存在盲区,例如检查心肌缺血,在患者没有心绞痛或心肌缺血发作时,心电图可以完全正常;还有冠心病急性心肌梗死早期,代表心肌坏死的心肌酶可能并不高,甚至更早期的时候,心电图的变化也并不明显,这时候仅凭心电图和心肌酶来诊断急性心肌梗死可能会延误诊断。所以,光靠心动图并不能对冠心病做出准确诊断。

### ④ 动态心电图有什么特点?

动态心电图是一种可以长时间连续记录并编集分析人体心脏在活动和安静状态下心电图变化的方法。动态心电图最大的特点就是能记录患者 24 小时内心电图形。它相比普通心电图来说有许多优点,普通的心电图只是用电极记录患者在极短时间内的一段心电波形,一般来说是两三分钟,但是有些患者的心电图波形只是在某些时刻出现异常,所以如果让这样的患者做

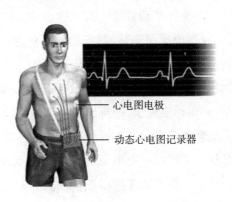

心电图电极

动态心电图记录器

心电图是看不出什么问题来的,只有动态心电图能发现这样隐藏得比较深的身体的缺陷。所以动态心电图是判别心脏问题的比较可靠的一种方法。

## ⑤ 什么是心脏彩超?

心脏彩超又叫超声心动图,是一项成熟的检查心脏及其血管的无创性检测技术,可观察心脏结构及形态,测量心脏和血管的内径、室壁运动,也可以测量各瓣口和大血管的血流情况,并可反映心脏功能和心血管压力的变化,在临床工作中得到了广泛应用。完整的心脏彩超报告应包括3个方面的内容:基本测值、文字描述、超声图片。当取到一份超声心动图报告单时,我们不仅应注意超声医师的最后结论,而且也应了解报告单中的具体描述内容。如心脏腔室的大小,瓣膜形态及运动情况,心壁的厚度及有无运动异常,心内血流状况等。但是心脏彩超并不是冠心病的确诊性检查方法,针对冠心病,主要能观察到室壁活动情况,无法获得关于冠脉狭窄程度的资料。

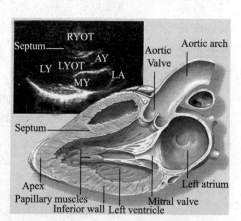

## ⑥ 什么是心电运动试验?

心电图运动负荷试验又称心电运动试验,是通过一定量的运动增加心脏负荷,观察心电图变化,对已知或怀疑患有心血管疾病,尤其是冠状动脉粥样硬化性心脏病(冠心病)进行临床评估的方法。平时在生理情况下,由于运动时肌肉组织的需氧量增加,为满足这部分增加的需求,人体心血管系统进行适应性调节,心率相应加快,心排出量增高,冠状动脉血流量增加;而心脏做功增加必然使心肌耗氧量增加。当冠状动脉存在一定程度的狭窄(非重度狭窄)时,患者在静息状态下可以不发生心肌缺血,而当运动负荷增加伴随心肌耗氧量增加时,冠状动脉血流量不能满足相应需求,因而引起心肌缺血、缺氧表现及心电图异常改

变。简而言之,运动试验是有意识地提高心肌耗氧以暴露心肌需氧与供氧之间
的矛盾。心电运动试验曾是冠心病早期诊断
最有效和最常用的方法,目前多用于冠心病的
早期筛查和胸痛的鉴别诊断;判定冠状动脉病
变的严重程度及预后;发现潜在的心律失常和
鉴别良性及器质性心律失常等。对于进行心脏
康复的冠心病患者而言,心电运动试验还能够
为制定运动处方提供依据;确定进行运动的危
险性以及评定运动锻炼和康复治疗的效果等。

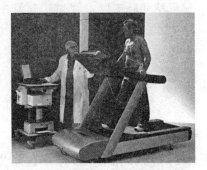

### ⑦ 什么是心肌核素检查?

　　心肌核素检查又叫核素心肌显像,一般分为负荷显像和静息显像两次检查,
大多数病人需通过比较这两次检查的结果,才能准确判断病人有无心肌缺血以
及心肌缺血的面积和程度,并可判断有无心肌梗死及其面积和程度。负荷显像
时患者在特定的跑步机上运动到一定程度后,从静脉打一针显像剂,显像剂在心
肌各部位的分布量就直接反映了该部位的心肌供血状况。这种方法灵敏度高、
安全、且重复性好,目前多用于诊断早期冠心病,心肌梗死和评价心功能。

### ⑧ 冠状动脉 CT 有什么意义?

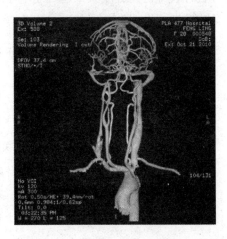

　　以往要想了解患者的血管病变情况
只能通过造影,但造影检查有一定创伤,
需要住院,花费也多。随着 X 线计算机断
层显像技术也就是俗称的"CT"的发展,多
排螺旋 CT(从早期的 16 排发展到现在的
64 排甚至 256 排或双源 CT)也能获得类
似于造影的图像质量,而且 CT 检查快捷
方便,仅需数分钟即能完成,费用也比造

影便宜得多。冠状动脉 CT 在检查有无冠状动脉钙化、软斑块、冠状动脉狭窄及冠状动脉支架术后的复查等方面有着较高的临床应用价值，但并非所有的病变 CT 都能看清，尤其是对于某些钙化比较明显或是植入过支架的患者，心率快慢也会明显影响成像质量，心率越快成像质量越差，目前的 64 排 CT 要求心率控制在 60 次/分以下，更快的 128 排和双源 CT 也要求心率尽量控制在 70 次/分以下。对于某些患者冠脉 CT 还可能高估病变的狭窄程度。

### ⑨ 冠状动脉造影有什么意义？

冠状动脉造影(简称冠脉造影)检查是目前唯一能直接观察冠状动脉形态的方法，号称冠心病诊断的"金标准"。具体做法是，通过在大腿股动脉或其他动脉插入导管至冠状动脉口，注入造影剂，使冠状动脉显影。这样就能检查冠状动脉血管树的全部分支，较明确地揭示冠状动脉阻塞性病变的位置、程度与范围等。其结果可为介入治疗或冠状动脉搭桥术方案的选择奠定科学依据。冠状动脉造影的优点，是能通过视频直接观察到冠状动脉的狭窄部位和狭窄程度，一旦发现冠状动脉狭窄明显影响心肌供血，可在视屏观察下当时进行介入治疗，即一次创伤可以解决诊断和治疗

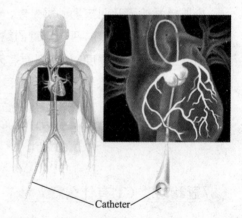

Catheter

问题，而且术后 2～3 天就可出院，既节省时间又节约医疗资源。

### ⑩ 怎样自我评估心脏功能？

心脏病人对心功能的自我评价关系着对疾病的治疗效果及工作学习和生活的安排。因此，对心功能正确的做出自我评价有助于疾病的治疗及生活质量的提高，主要分为以下几点：

(1) 心脏病病人在进行一般体力劳动、活动及家务劳动时未出现疲劳、心慌

气短、呼吸困难及心前区不适。此时在安排工作及生活时可进行一般性的劳动和活动，限制剧烈活动和重体力劳动，也要限制竞争性强的活动，如划船、打球、抬重物等。

（2）心脏病病人体力活动轻度受限，出现疲倦、心慌、气短、轻度呼吸困难、心前区疼痛，但休息时无症状，此时说明病人已有轻度心力衰竭，即轻度心力衰竭Ⅰ，心功能Ⅱ级。对此病人应中度限制一般性的劳动或活动，只能做些散步、轻微家务活动。

（3）病人体力活动明显受限，轻微的活动，如上两层楼或常速走路500～1000米时，病人即出现上述症状，此时说明病人已有中度心力衰竭，即心力衰竭Ⅱ度，心功能Ⅲ级。对这样的病人应严格限制一般性劳动和活动，平时应多休息，保证睡眠时间。

（4）一部分心脏病人，即使不做任何体力活动和劳动时，也会出现症状，并出现发绀、心律不齐、肝肿大有压痛、颈静脉怒张、水肿等体征。此时说明病人已有重度心衰，即心力衰竭Ⅲ度，心功能Ⅳ级。此类病人应绝对卧床休息，一切生活有他人协助完成以减少心脏负担，利于身体的恢复。

# 第八节　冠心病的临床治疗概述

对于急性心绞痛和急性心肌梗死，应当及时住院进行临床手段的干预，严重时入院前的就地处理也是非常重要的。

急性心肌梗死患者的首要治疗原则是尽快恢复心肌的血液灌注以挽救濒死的心肌、防止梗死扩大或缩小心肌缺血范围，保护和维持心脏功能，一般来说，急性心梗患者再到达医院后30分钟内进行溶栓治疗或者在90分钟内开始介入治疗。

同样，急性心梗患者可能出现的各种并发症也需引起重视，心梗患者常并发心律失常、心脏衰竭等等，以上并发症都易导致患者猝死，不容忽视。对并发症良好的处理有利于患者安全度过急性期，尽可能多地保留有功能的心肌，为后期的康复和患者心功能的恢复打好基础。

### ① 监护与一般治疗

首先,患者再急性期需要卧床休息,保持环境安静,家属也应该理解,减少探视,防止一切可能的不良刺激。同时对患者进行心电图、血压和呼吸的检测,除颤仪也应当处于备用状态。对于呼吸困难和血氧饱和度降低者,应当给予鼻管或面罩吸氧。

急性期卧床 12 小时候若无并发症,再 24 小时内应当鼓励患者再床上进行肢体活动,对于无低血压和体位性低血压的患者,在第三天便可在病房内走动,作轻微运动;梗死发生后的 4~5 天应当在有监测条件下逐步增加步行距离。

### ② 解除疼痛与心肌再灌注

对于稳定性心绞痛患者,心绞痛发作时,休息和舌下含服硝酸甘油制剂便可迅速缓解疼痛症状。而对于急性心梗患者来说,入院解除疼痛的药物包括哌替啶、吗啡、可待因和罂粟碱等,也可尝试使用硝酸甘油静脉注射。

此外,心肌再灌注疗法是较为有效解除疼痛的方法。心肌再灌注主要包括介入治疗、溶栓治疗和冠状动脉旁路移植术。介入治疗和冠状动脉旁路移植术详见附录。

### ③ 心律失常的治疗

急性心梗患者并发心律失常,如若不及时处理,常常是猝死的原因,这也是临床医生治疗关心病患者所关注的重点。

### ④ 休克的治疗

急性心梗患者的休克原因并非都是单纯心源性,也可能存在周围血管舒张障碍或者血容量不足等原因,因此,休克的治疗也应当针对具体原因进行。

# 第二章 冠心病预防

## 第一节 冠心病的主要危险因素

### ① 年龄与冠心病的发生有多大关系?

冠心病的发病随年龄的增长而增高,程度也随年龄的增长而加重。通常自40岁开始,每增加10岁,冠心病的患病率增加1倍。男性50岁,女性60岁以后,冠状动脉硬化发展比较迅速,同样心肌梗死的危险也随着年龄的增长而增长。但冠心病与年龄的关系并不是绝对的,并不是所有老年人都会患上冠心病,同样也有30岁左右的青年患上冠心病。值得一提的是,近年来,冠心病发病年轻化的趋势比较明显。由于动脉粥样硬化从少儿期就已经开始,是一个随着年龄的增长从量变到质变的漫长的过程,刚开始人们都不会有任何感觉,但随着年龄的增长,病变程度会加重、速度也加快,等到有了感觉了,那问题就已经严重了,而现代生活中很多不良生活习惯能够加速这一过程。因此预防冠心病要从小孩做起。

### ② 冠心病的发生与性别是否相关?

在我们的印象当中,冠心病的患病率一般男性高于女性。的确,虽然男女心脏的生理构造基本一样,但两者的发病有很大差别。根据世界各地的统计资料显示,冠心病患者男女比例为(2~5):1,女性出现冠心病一般较男性晚10年,在 60 岁之前与男性比较,冠状动脉粥样病变轻且进展缓慢,60 岁以后发展加快并迅速赶上男性;此外心梗和猝死少见于 55 岁以下的女性,而 75 岁以上的男女冠心病发病率是相同的,但心梗后女性的预后较差。这可能跟不同性别人群的生理、心理、生活习惯特点不同有关。一般认为这种差别和女性激素的保护作用有关,女性绝经后这种保护作用明显减弱,所以冠心病的患病率明显上升;另外,男性吸烟、酗酒、工作竞争性强、精神紧张等因素暴露机会比较多,也是造成男性冠心病患病率增高的一个原因。需要提醒的是,由于女性冠心病的发生在更年期以后逐渐增多,因此,很多人又把一些可能是冠心病的症状,当作更年期的必然现象,因此,女性冠心病易被忽视或者误诊,也由于这种情况,使更多的女性患者遭遇死亡。

### ③ 高血压与冠心病有何关系?

高血压是引起冠心病的最重要的危险因素之一。我国冠心病患者中有 50%～70% 合并有高血压病,而高血压患者中冠心病患病率比正常人群高 4 倍以上,随着收缩压和舒张压的升高,冠心病的相对危险性也逐渐增大。血压过高,血流对血管壁的冲击会损害血管内膜,内皮的功能受到损伤后,血液中的脂质更加容易沉积在血管壁,促进动脉粥样硬化的发生和发展。反之,发生了动脉粥样硬化的血管舒张功能减弱,血管壁的僵硬度增加,血压又会升高,二者之间互为因果,形成恶性循环。此外,高血压本身还会增加心脏的工作负担,不利于冠心病患者的病情控制。因此,有效的治疗高血压,可减少或延缓冠心病的发病,促进冠心病患者的康复。

### ④ 高脂血症与冠心病有何关系?

脂质代谢失常是动脉粥样硬化的生化学基础。血脂升高,冠心病发病率也升高,而且血脂升高的程度与冠心病发病率、病死率及严重程度呈正相关关系。血脂,形象地说,就像血液中的油一样,主要包括甘油三酯和胆固醇,他们可使动脉粥样硬化的进程加速。当动脉血管损伤时,脂质过多就会在动脉内膜中沉积,成为稍隆起的病灶,继之动脉内膜的纤维结缔组织增生,将其围起、固定,形成斑块,斑块深层可发生软化及溃疡,形成黄色粥状物,形成动脉粥样硬化,致使冠状动脉血流不畅,心肌缺血缺氧,形成了冠心病。但他们在血液中不能以单独的形式存在,必须与其他物质例如蛋白质一起组成复合物才能在血液中运输。例如胆固醇常常与一些蛋白结合在一起形成脂蛋白,根据这些脂蛋白密度不同可以分为极低密度脂蛋白、低密度脂蛋白、高密度脂蛋白等。低密度脂蛋白对身体危害最大,要想办法把它的浓度降下来,其次是总胆固醇和极低密度脂蛋白,这两个指标也是低点好,而高密度脂蛋白则是不能太低,有些冠心病患者虽无高脂血症,但血中的高密度脂蛋白胆固醇的含量显著降低,由于它是"抗动脉硬化脂蛋白",其不足可以说明清除动脉壁中胆固醇的能力较差,所以也易发生动脉粥样硬化从而引发冠心病,所以我们希望它能高点,甘油三酯对血管也有危害,但不及上面说的那些,轻度的升高不必太在意。

## ⑤ 糖尿病与冠心病有何关系?

近年来,糖尿病与心血管疾病之间的相互关系越来越得到医学界的重视。越来越多的研究证明,高血糖与心血管疾病之间可能存在共同的发病基础,这两类疾病被定性为互为因果的共生疾病。45 岁以上的糖尿病患者,约 50%有冠心病,糖尿病患者的冠心病发病率,较没有糖尿病者约高 2 倍,且发生年龄较早。2 型糖尿病患者发生心肌梗死的概率与冠心病患者再发心肌梗死的概率相同,同时,冠心病也是糖尿病患者的主要死亡原因。如果冠心病患者同时合并有糖尿病,则其发生心血管意外的危险更大,死亡率更高,若冠心病患者血糖持续升高,得不到控制,会使本病变的冠状动脉硬化更加严重。与没有糖尿病的冠心病患者相比,糖尿病合并冠心病患者的冠状动脉硬化范围更广,狭窄程度更高,更容易导致引发心肌梗死。此外,有的患者甚至在糖尿病诊断前数年,血糖升高虽未达糖尿病诊断标准,但已开始显著升高,而且以餐后血糖升高更明显。在这一阶段,大血管病变的患病率已经开始显著增加,对大血管并发症的干预应在糖尿病诊断前就开始启动。由此也增加了心血管疾病发病的潜在威胁。

### ⑥ 吸烟对心血管系统损害有多大?

许多人都听过"饭后一支烟,赛过活神仙"、"男人不抽烟,白在世上颠"的说法,在这些谬论的鼓励下,许多年轻人抱着猎奇、刺激、叛逆之类的心态开始接触香烟,并从此一发不可收拾,成为忠实的"烟民"。据统计,中国是世界上吸烟人数最多的国家,占全世界烟民总数的1/3,超过15岁的男性中60%都抽烟。虽然大家都知道吸烟会危害健康,但大多数人之所以难以放弃这一嗜好,很可能是因为没有意识到吸烟对健康的危害,特别是吸烟对升高冠心病风险的危害有多严重。烟草中含有多种有害物质,其中仅与冠心病发生有关的化学物质有10余种,主要是尼古丁和一氧化碳,这些物质可从血液学、神经体液、代谢、血流动力学、分子遗传及生化等多个方面对心血管系统造成危害。比如影响血脂代谢,使有益的高密度脂蛋白胆固醇降低,对能维护动脉壁正常功能的内皮细胞有损害作用(完整的内皮细胞具有维护血管内壁的光洁度,防止动脉粥样斑块形成,调节血管舒缩等功能),使心率与心输出量增加,还可促使血管收缩而使血压升高,这些均使心脏负担增加,使血小板聚集率增加,以及血液中纤维蛋白酶原增加,导致血液黏滞性增加,以上种种改变均可促使或加速冠状动脉或脑动脉的粥样硬化形成。另外,大量吸烟还可导致冠状动脉痉挛,促使或加重心肌缺血的发生,已患冠心病者如继续吸烟可使病情加速发展,易发生心肌梗死。吸烟量越大,年限越长,冠心病的相对危险度越高。

## 第二节　冠心病的次要危险因素

### ① 冠心病会遗传吗?

冠心病并不具备完全遗传性,但国内外大量流行病学研究结果表明,冠心病发病具有明显的家族性。父母之一患冠心病者,其子女患病率为双亲正常者的2倍;父母均患冠心病者,其子女患病率为双亲正常者的4倍;若双亲在年轻时均患冠心病者,其近亲得病的机会可5倍于正常家庭,并且子女发病的时间会比他们父母更早。冠心病常表现为家族聚集性,但是,这并不意味着有冠心病家族史的人就一定会患上冠心病。家庭成员除遗传因素外,还包括家庭的生活环境和教育水平影响,同一家庭中不良生活习惯的影响,诸如共同的高脂、高热量、高盐等饮食习惯,父母吸烟导致子女吸烟或被动吸烟的不良习惯等等,均可造成冠心病的家庭倾向。一些冠心病的危险因素,如高血压、糖尿病、肥胖特点、性格特征等具有遗传倾向,也是家庭成员易患本病不可忽视的重要因素。所以冠心病具有明显家庭性的特点,是多种因素共同作用的结果。遗传因素是其内在原因,它只有和其他危险因素相结合,才能使冠心病的发病率升高。

## ② 酗酒对心血管系统损害有多大?

现在许多年轻人生活压力大,应酬多,大都会酗酒。其实每天适当饮酒是能够帮助疏通血管,有效预防冠心病的。但是,酗酒对心血管有着不容置疑的害处,特别是大量饮用白酒。如果是常年酗酒,每天喝白酒 150 ml,持续 5 年以上,不但不能预防冠心病,还会成为冠心病的诱发因素。酒的主要成分是乙醇,就是我们俗称的酒精。乙醇可以使血管收缩,所以血液在血管里流动时所受到的阻力就会越大,为了将血液输送到全身各个器官,心脏就需要更强大的力量来将血泵出,这样就增加了心脏的负担。同时,乙醇会直接伤害心肌细胞,使得心肌的收缩能力下降。酒精长期对心肌的直接伤害会造成酒精性心肌炎,主要表现为心功能不全和心律失常,发病率和死亡率都很高,此外,酒精还可促进动脉粥样硬化形成,而且饮酒能使人心跳加快,血循环量增加,从而诱发心绞痛。但是,研究发现,戒酒的冠心病患者死亡率远远低于酗酒的冠心病患者,所以爱喝酒的人要尽量少量饮酒,最好能戒酒,这样对预防冠心病是有帮助的。

## ③ 精神心理因素与冠心病有何关系?

我们知道,交感神经和副交感神经是调节人体内脏活动的两类内脏神经。对心脏来说,交感神经具有使心跳加快、使冠状动脉扩张的功能;而副交感神经则可使心跳减慢,使冠状动脉收缩。平时,这两类神经在作用上是相互制约、相互对抗的,这种制约和对抗的平衡使得心脏正常地工作和活动。当人在工作、人际关系或社会交往中遇到各种精神刺激因素而处于精神紧张状态时,大脑皮层"司令部"容易发生功能紊乱,使得交感神经和副交感神经的平衡关系被打破,交感神经处于紧张兴奋的状态。这会促使血液中的儿茶酚胺增多,心跳加快,心肌的耗氧量增加,同时促使血小板聚集,增大血液黏滞性和凝固性。另外,儿茶酚胺还会引起缺血,造成心肌生理电活动的不稳定,容易发生严重的心律失常。因此,如果人们长期地、反复地、持久地处于精神紧张状态中,在这些因素的综合作用之下,极易触发冠心病的发生,使冠心病的病情加重。此外心脏健康与心理健康关系密切,对人体造成伤害的心理因素大致可以分成 7 个等级:

一级出现不高兴;

二级出现烦躁;

三级发生轻度争吵;

四级中度争吵,音量提高;

五级大声争吵,紧握拳头;

六级轻度愤怒,拍桌子,有些失控;

七级狂怒,完全失控,乱扔东西,伤害他人或自伤。

凡是超过(包含)三级就构成对人体伤害的心理应激,超过(包含)五级愤怒就可能引起致命的心脏病。严重的心理应激可引起交感神经的压力骤增,可促发严重的冠状动脉痉挛,促发冠脉内的斑块破裂,可引起严重的心绞痛,甚至心肌梗死;在高度紧张、恐惧和愤怒时,心脏性猝死的发生将增加 4~6 倍。因此平时保持心情愉快、情绪乐观,避免情绪波动、焦虑不安和防止过度悲伤、高度的情绪紧张,做到"任凭风浪起,稳坐钓鱼船",对于防止冠心病的发生以及阻止冠心病的发展无疑是非常重要和极有好处的。

## ④ 肥胖与冠心病相关吗?

首先要指出一个常见的错误:超重并不等于肥胖,有些人肌肉发达,结实丰满,虽然超过标准体重,但不属于肥胖范围。一般体重在等于或超出标准体重的10%和20%之间为超重;超出正常体重的 20%(含 20%)以上为肥胖。许多资料表明,冠心病患者的平均体重较非冠心病患者高,肥胖者冠心病的发病率较高,尤其是短期内发胖或重度肥胖者发病率更高,而体重降低10%,冠心病的危险能够减少20%。众所周知,肥胖者容易患高血压、脂质异常症、高血黏稠度和糖尿病,这些合并症又可以进一步影响心脏,招致冠心病。肥胖者高热量的饮食习惯加上体力活动减少,也会使胆固醇、甘油三酯和血压升高,促使冠状动脉粥样硬化的形成和加重。由此

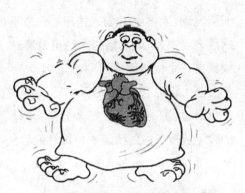

**女性标准体重＝(身高－100)×0.85**
如身高160 cm,标准体重是51 kg
**男性标准体重＝(身高－100)×0.9**
如身高170 cm,标准体重是63 kg

可见,肥胖者的心脏实在是危机四伏,我们必须清楚地认识到肥胖所带来的多种危害,调整合理的膳食结构,加强体育锻炼,防止肥胖,以清除冠心病产生的诱因。

## ⑤ 为什么A型人格易患冠心病?

我们知道,血型有ABO等分型,其实人格也可以分为ABCD四型。

A型人格具有6种基本特征:① 强烈持久的目标动机;② 处处追求完美的内在倾向;③ 强烈持久的追求赞誉与进步的欲望;④ 连续卷入多项事务,挑战极限压力;⑤ 习惯于突击完成工作;⑥ 经常特意地使自己的心理与身体处于机警状态。总结起来,A型人格集中体现两大心理行为特征:过强的时间意识和过强的竞争意识。

B型人格与A型人格相反,属于一种舒缓的、善于自我调节的人格特点。

C型人格是大多数癌症病人的一种普遍人格特征,表现为:好忍声吞气,过度压抑自己的情绪,负性情绪体验过多。

D型人格又称为"忧伤症人格",这类人常常比较忧伤而且孤独,同时对自己忧伤与孤独的心情一味地进行压抑,比较沉默寡言。

这里与心血管疾病最相关的就是A型人格。半个世纪前就有心脏病学家

研究发现，人群中 A 型人格患心血管病的几率是 B 型人格的 2～3 倍；而在冠心病患者当中，A 型人格的比例更是高达 70.9%。但是人格特点对相应的疾病来说只是一个促进因素而非决定因素，也就是说，并不是所有具有 A 型人格的人都会患上心血管疾病，后天的环境影响也是个很重要的因素。A 型人格的人群可以通过：① 制定一个符合自己实际能力的目标；② 在时间安排上要预留回旋的余地；③ 严格划清工作与休息的界线；④ 培养业余爱好，增加生活情趣；⑤ 经常参加体育活动，提高机体承受能力等来改善自己的人格，从而尽量远离冠心病。

## ⑥ 冠心病与从事的职业相关吗？

不管是在国内还是国外，都有资料表明，在经常处于精神紧张及注意力高度集中的职业人群中发病更高，脑力劳动者与体力劳动者发病的比例约为 2∶1。脑力劳动者多在一些竞争较高的行业，需要面对各种激烈的竞争和复杂的人际关系，导致心理压力大、生活节奏快等，而且他们的收入普遍比体力劳动者高，促使他们更多的食入高脂肪高蛋白的膳食，易导致冠心病的发生。通过总结我们发现下面几类职业最易患上冠心病：

（1）久坐型工作：久坐不运动的白领，患冠心病风险比体力劳动者高一倍，而得了冠心病，中度体力劳动者比缺少体力劳动者的死亡率少 27%。久坐少动者，血液循环减缓，血液黏稠度增高，心肌收缩乏力，久而久之，动脉粥样硬化、冠心病、脑卒中等都会伴随而来。

（2）消防队员：消防队员是一种空闲时间多但又突然有紧急任务的职业。国外有研究发现，在工作岗位上因心脏病发作而去世的警察和消防队员的比例分别高达 22% 和 45%，而其他工作岗位因心脏病去世的比例仅为 15%。

（3）公交、出租车司机：这是因为公交司机和出租车司机上班时需要长时间坐着工作，而且精神需要高度集中。

（4）经常上倒班的员工：医生、护士、车间生产工人都属于倒班员工，倒班会影响人体的生物钟节奏，而生物钟则是人体调节血糖含量和血压的关键机制。

我们建议，无论从事什么职业，工作和生活压力不能过大，对自己要有正确的定位,期望值不能过高,不宜经常加班,尤其不能持续进行过分紧张的活动,上下午间应有短暂的休息,休息时应做做操,走走路;交替使用人体的各个部位是清除疲劳的一个良方,伏案和电脑工作者休息时要活动颈、腰部,眼睛放松,看远方或绿色植物;适当减少过分频繁的夜生活和应酬,保证有充足的休息和睡眠时间,下班后可选择一种既能放松又有兴趣的活动,释放烦恼,转移注意力;定期找信得过的人或心理医师倾诉烦恼,释放压力。

## ⑦ 缺乏运动为什么易患冠心病?

体力活动缺乏是导致冠心病的非常重要的独立危险因素,也是最容易改变但却能达到药物治疗不能达到的出人意料的效果。冠心病的危险因素有很多,包括血脂异常、高血压、高血糖等等。而运动对于血压、血脂和血糖的调控是有积极作用的。缺少运动的人脂质代谢紊乱发生的可能性高,从而导致血液中低密度脂蛋白和极低密度脂蛋白容易增高,这些都是冠心病发生的危险因素。同样,运动可以改善心肌射血能力,增强动脉管壁弹性或减慢其硬化过程,缺乏锻炼的人群,心血管系统调节能力减弱,易发生高血压和脉压差增大的现象。运动也可以增加人体对胰岛素的敏感性,很多人血糖增高的原因就是人体对自身分泌的胰岛素敏感性降低,血糖调控能力减低,导致血糖异常增高或者波动。尽管运动能够给冠心病患者带来很多好处,但是科学的运动也很重要,我们会在第三章中详细阐述。

# 第三节　冠心病患者的日常预防

## ① 气候对冠心病有何影响?

在气候寒冷的地方或冬春季节,冠心病心绞痛和心肌梗死的发病率就会增加。北京地区防治冠心病协作组与天气气候研究所协作发现,急性心肌梗死每年有两个高峰期,即11~12月和3~4月。11~12月是秋季转入冬季,3~4月则由冬季转入春季,二者均是季节转换时期,冷空气活动频繁。持续低温、阴雨和大风天气时也容易发病。此外,在年平均气压高低不同时期亦有显著差别,以气压低时发病高。在寒冷、潮湿和大风天气,冠心病发病率高是因为寒冷刺激,易使交感神经兴奋,使心率加快,血压升高,体循环血管收缩,外周阻力增加,心肌耗氧量增多,同时,也可诱发冠状动脉痉挛,使管腔持续闭塞,或挤压斑块使内膜损伤,血小板聚集,血栓形成使管腔急性堵塞,也可导致急性心肌梗死。而在高温天气,心血管疾病的发生率也会升高,高温高湿天气,人们容易烦躁、紧张、抑郁,夏夜天气燥热,往往睡眠不好,大量出汗导致人体水分丧失,血液黏稠度升高,血小板聚集和血栓形成的风险增加。当气温超过 35℃ 时,人体的新陈代谢会显著加快,皮下血管扩张,皮肤血流量明显增加,回到心脏的血流量也显著增多,同时交感神经张力增高,心率加快,大大增加心脏的工作量,为了应对高负荷的工作,心肌对冠状动脉的供血要求也相应提高。冠心病人的冠状动脉本来就存在基础病变,在上述因素影响之下,发生急性心肌梗死的概率明显上升。

### ② 预防冠心病应该怎样合理饮食?

冠心病患者在选择食物时应选择一些脂肪和胆固醇含量较低,而维生素、食物纤维、有益的无机盐和微量元素较多的,并且具有降血脂、抗凝血作用的食物。预防性的饮食计划总体来说应当遵循以下几点:首先,控制摄入的总热量,维持热能平衡,防止肥胖,使体重达到并维持在理想范围内。其次,少油少盐,防止高血压的发生,因为高血压是引起冠心病的一个重要原因。再者,需要合理的营养结构,主要包括适量摄入脂肪和胆固醇,脂肪的摄入应限制在总热量的 30% 以下,以植物脂肪为主;过多的摄入动物蛋白,反而会增加冠心病的发病率。所以蛋白质也应适量,每日食物中蛋白质的含量以每公斤体重不超过 1 克为宜,应选用牛奶、酸奶、鱼类和豆制品,对防治冠心病有利;平时可多吃对心血管具有保护作用的食物,如洋葱、大蒜、紫花苜蓿、木耳、海带、香菇、紫菜等;多吃蔬菜和水果也有益于心脏,蔬菜和水果含有丰富的维生素 C、无机盐、纤维素和果胶。凡绿色蔬菜或黄色蔬果中含有较多的胡萝卜素,它具有抗氧化的作用,维生素 C 能够影响心肌代谢,增加血管韧性,使血管弹性增加,大剂量维生素 C 可使胆固醇氧化为胆酸而排出体外;最后冠心病患者应当戒烟,减少饮酒量,当合并高脂血症时,应避免饮酒。并应忌用或少用全脂乳、奶油、蛋黄、肥猪肉、肥羊肉、肥牛肉、肝、内脏、黄油等。

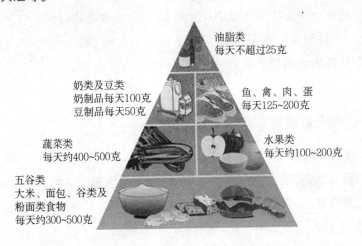

油脂类
每天不超过25克

奶类及豆类
奶制品每天100克
豆制品每天50克

鱼、禽、肉、蛋
每天125~200克

水果类
每天约100~200克

蔬菜类
每天约400~500克

五谷类
大米、面包、谷类及
粉面类食物
每天约300~500克

### ③ 喝茶能够预防冠心病吗?

日常生活中,很多人都喜欢喝茶,因为茶是中国的特色文化之一,是人们日常饮食中不可或缺的一部分。茶叶具有抗凝血和促进纤维蛋白溶解,防治冠心病的作用。茶中所含的茶多酚,能改善微血管壁的渗透性,可有效地增强心肌和血管壁的弹性和抗力,还可降低血液中的脂肪和胆固醇。维生素 C 和维生素 P 也具有改善微血管功能和促进胆固醇代谢的作用。在所有茶叶中,绿茶对冠心病患者尤为适宜。有研究发现,长期饮用绿茶可预防冠心病,一天三杯即可。之所以说绿茶能预防冠心病,主要与其中的茶多酚、维生素和咖啡因有关。茶多酚可降血脂、抗氧化、抗炎、改善血管内皮功能,同时还能抑制血管平滑肌增生;绿茶中的维生素能强化微血管,加强血管柔韧性,预防血管硬化;而咖啡因则能兴奋神经,促进血液循环,松弛支

气管肌肉,从而有效预防冠心病。但需要提醒的是,不同人需要遵循不同的饮茶方法。由于绿茶中的咖啡因容易使人兴奋,血压升高,因此高血压患者不宜喝太多或过浓的绿茶。刚开始喝茶的人宜从少量茶叶开始,长期坚持才能发挥保护心脏的功效。因为茶会影响人体对矿物质的吸收,如铁、钙、锌等,因此贫血人群、小孩和孕妇都要少喝。泡茶时不宜过烫,因为超过65℃的茶水容易增加食管肿瘤的风险。

## ④ 冠心病患者沐浴应注意什么?

(1)水温不能过高。浴水的温度要不冷不热,一般以37℃最为适宜。在冬季将水温调得过高,会使全身皮肤血管扩张,全身大量血液集中到皮肤表面,导致心血管急剧缺血,引起心血管痉挛。如果持续痉挛15分钟,即可发生急性心肌梗死;如果是大面积心肌梗死,就有猝死的危险。

(2)刚吃完饭不能洗澡。因为每顿饭后,人体要从全身调集一部分血液到胃肠帮助消化,如果饭后立即洗澡,会加剧心脏缺血,甚至发生心绞痛或猝死。因此,不能选择在饭后(包括早、中、晚饭)1小时之内洗澡,应在饭后2小时或下顿饭前1小时左右为宜。洗热水澡前,喝一杯温开水,可以补充全身血液容量。

(3)动作不可过猛。心脏病患者洗澡时最好有家人在场,由他人助浴。不要锁住浴室的门,一旦出现问题能及时请求帮助。老年人自己洗澡时动作要舒缓,避免体力消耗过大。洗澡完毕,要慢慢站起来。

(4)洗热水澡时间别过长。随着热水的冲洗,全身毛细血管扩张,大量血液流向体表的血管,心、脑等重要器官的血液相对减少。尤其患有高血压、动脉硬化、冠心病的人,极易发生中风和心肌梗死。

(5)洗完后注意保暖休息。冬天洗完澡后要戴好帽子,穿好衣服再出来,以防受凉,引起伤风感冒。洗澡后应休息30分钟左右,可在床上坐会儿,以恢复体力,避免心脏负担过重而出现不适症状。

## ⑤ 冠心病患者的正确睡姿是怎样的?

　　睡眠对冠心病患者的身体健康十分关键,正确的睡姿能在一定程度上有助于预防心绞痛、心梗的发生。那么,冠心病患者的正确睡姿什么样?

　　冠心病患者最好采用头高脚低的右侧卧位睡姿。这是由于右侧卧位睡眠时,可使全身肌肉松弛,呼吸畅通,心脏不受压迫,并能确保机体在睡眠状态下所需的氧气供给,可使大脑获得充分的休息,降低了心绞痛发作的风险。睡眠时头高脚低,能减少回心血量,很大程度上缓解了冠心病患者的心脏负荷,有利于心脏的休息。不过,冠心病患者若病情严重,已发生心力衰竭,则更适合采用半卧位睡姿,避免左侧卧或俯卧的睡姿,有助于减轻呼吸困难的症状。除此之外,有夜间频发心绞痛的冠心病患者要睡上身高、下身低、倾斜 10°～15°的倾斜床,或者将床头垫高,使床头比床脚高 15～20 厘米。这样不但可避免或减少冠心病心绞痛的发作,还可一并改善由于服药所致的头痛、头昏等不良反应。

## ⑥ 失眠会增加冠心病的患病风险吗?

　　失眠症与冠心病都是在中老年人中较高发的疾病类型。二者虽属于不同病种,但关系十分密切。冠心病人容易遭到失眠困扰,而失眠危害也会进一步加重冠心病病人的衰弱。冠心病会导致失眠,同时冠心病相关治疗药物的副作用也会加重失眠。但人们往往重点关注了冠心病造成失眠这一环节,而忽视了失眠危害加重冠心病这一环节。冠心病病人在失眠状态下,常易诱发焦虑、烦躁和恐惧情绪,这些情绪会直接造成大脑神经兴奋,令脑部血流量增加,冠脉血流量减少,进而间接导致冠心病患者病情加重。可见,不只是冠心病会诱发失眠,失眠危害同样对冠心病病情的恶化起着作用。因此我们提醒冠心病患者,不仅要关注心脏感受,也要注重睡眠质量。

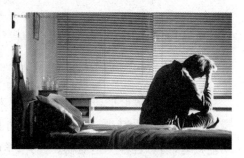

## ⑦ 打鼾与冠心病有关吗?

　　打鼾是民间对鼾症、睡眠、呼吸暂停综合征的俗称,是最通常的一种睡眠呼吸障碍性疾病,有害性极大。有统计资料显示,鼾症的发生率高达40%以上,睡眠、呼吸暂停综合征的发生率近4%。打鼾的人年龄分布较广,从婴幼儿到老年人均可发生,特别好发于肥胖、男性及老年人群。打鼾、憋气与心血管疾病联系密切。在美国,每年有约38000例死于心血管疾病的病人都与睡眠呼吸暂停有关,打鼾、憋气对心血管系统有着一系列短期和长期的损害,它们可能是一些心血管疾病的诱因,或者可能加重病人已有的心血管疾病病情。打鼾、憋气是发生高血压的一个非常重要的危险起因。病人夜间反复发生呼吸停止和缺氧,经神经和体液途径使交感神经张力增高,发生夜间及早晨血压增高。有报道,中度以上的打鼾、憋气4年后发生高血压的机会是正常人的3倍,一半以上的打鼾、憋气病人得了高血压,而30%的高血压病人会有打鼾、憋气现象。此外睡眠、呼吸

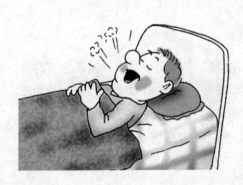

暂停综合征是夜间不明起因的胸闷胸痛、不明起因夜间冠心病发作及不明起因心律失常的重要起因,有10%的打鼾憋气病人患有心律失常,约37%的男性和30%的女士打鼾、憋气病人得了冠心病,大约30%以上的心力衰竭病人会打鼾憋气。因此对于鼾症病人,如存在不明起因的心血管疾病或顽固性心血管疾病,不应忽视睡眠呼吸疾病的诊治。

## ⑧ 为什么冠心病病人怕便秘?

　　我们知道,冠心病多发生于中老年人,而中老年人因饮食习惯改变,纤维素摄入减少,饮水量减少,活动量减少,加上内分泌改变,各脏器功能下降,肠蠕动功能减弱,易患各种类型便秘。此外,治疗冠心病的一些药物,如钙离子拮抗剂易使肠壁肌松弛,引起或加重便秘。便秘可加重冠心病病情,这是因为,便秘时

大便变干,粪块阻塞,造成腹胀、腹痛、烦躁不安等,这些都可以增加心脏的耗氧量,加重心脏负担。特别是由于大便秘结,排便时过度用力,可使心肌耗氧量极度升高,很容易诱发心绞痛,甚至会导致心肌梗死、动脉瘤破裂等严重后果。有些病人还会诱发严重的心律失常。大便时用力,对周围静脉血栓具有抽吸作用,可引起肺栓塞。便秘所致腹胀及直肠充气,可使膈肌抬高,反射性影响心率及冠状动脉血流量,进一步加重病情。对已有冠心病的病人需要养成定时排便的好习惯,保持大便通畅,千万不要强行解便,可以使用开塞露或生油栓,也可以用温肥皂水灌肠。

## ⑨ 避孕药与冠心病有关吗?

口服避孕药避孕效率高,是目前广泛使用的避孕方法之一。但是,高血压、冠心病等心血管疾病患者,不宜使用口服避孕药。因为口服避孕药的主要成分是人工合成的各种类型的雌激素或孕激素,会对人体代谢及心血管产生不良的影响。

(1)对糖代谢的影响:长期服用口服避孕药,近半数的妇女虽未出现糖尿病症状,但可以出现糖耐量降低、胰岛素分泌减少和糖异生作用增强。

(2)对血压的影响:一些原来血压正常的妇女在服用口服避孕药后血压升高,少数人还可能产生头昏、头痛等症状。

(3)对脂代谢的影响:口服避孕药会引起体内甘油三酯、总胆固醇增高,最终可能导致或加重冠心病。另外,伴有高血压或高胆固醇血症的患者以及严重吸烟者,使用口服避孕药后,其致死性心肌梗死的发生率明显增加。

(4)对血凝的影响:实验资料表明,口服避孕药可能影响多种凝血因子,使一些人血中的凝血因子增加。长期服用口服避孕药还可能造成血小板轻度增多,促使血栓形成。因此,目前我们多不主张心血管病患者口服避孕药,或者偶尔低剂量服用。

## ⑩ 冠心病患者驾驶汽车应注意什么?

随着冠心病患者年轻化趋势的加重,部分中青年冠心病患者面临着能否驾驶汽车的问题,一般而言,开车所需能量消耗水平较低,冠心病患者体力上可以承受,一般在病情稳定1周后可开始尝试驾驶活动,但应避免在承受压力或精神紧张,如时间紧迫、天气恶劣、夜间、严重交通堵塞或超速等情况下驾驶。冠心病患者开车时具体需要注意以下事项:

(1)避免车速过快甚至飙车:车速过快或者飙车很容易让患者交感神经兴奋,导致心肌耗氧量增加,引发心绞痛,容易造成不良后果;而且,一旦在高速状况下患者发生症状,患者很难及时减速停车,车易失控,极其危险。

(2)开车时最好有人陪伴:不要单独驾驶汽车,将急救药物放在车内自己熟悉并且易于取得的地方。

(3)谨遵医嘱,控制病情:不要在病情不稳定的情况下驾驶汽车,如果心绞痛等症状频发,应当避免驾驶汽车等交通工具。

(4)伴有高血压的冠心病患者在驾车时要避开降压药物调整的作用时间。

(5)冠心病患者要避免疲劳后驾车,驾车时间不宜太长,如果肢体活动灵活度欠佳的话则要尽量避免驾车。

## ⑪ 心脏骤停应该如何进行急救?

在正常室温下,心脏骤停3秒钟之后,人就会因脑缺氧感到头晕;10~20秒钟后,人就会意识丧失;30~45秒钟后,瞳孔就会散大;1分钟后呼吸停止,大小便失禁;4分钟后脑细胞就会出现不可逆转的损害。一般人心脏骤停的最佳黄金抢救时间为4~6分钟,如果在4分钟之内得不到抢救,患者生还希望就极为渺茫。因此对于心脏骤停的病人,不要"争分夺秒"地去医院,应就地抢救。

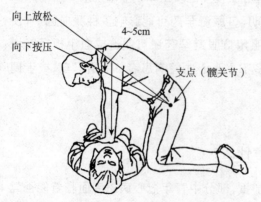

向上放松
向下按压
4~5cm
支点(髋关节)

一旦发现心跳骤停者,应立即呼救,如有旁人在场可让其帮助拨打"120",同时尽快使病人就地平卧在地上或硬板床上,或垫木板于其背下,进行胸外按压,急救者将左手掌放在病人胸骨中下端 1/3 处,右手掌重叠于左手背上,两手十字形交叉,两臂伸直,借体重力量加压,频率至少达到每分钟 100 次,以可摸到动脉搏动为有效,注意不要用力过猛,以免肋骨骨折,但也要具备一定按压幅度,成人应使胸骨下陷至少 5 cm 并能感觉到胸廓回弹。在进行 30 次胸外按压后进行开放气道和人工呼吸,如患者口红有呕吐物,应迅速掏出咽部呕吐物,以免堵塞呼吸道或倒流入肺,使用枕头或适当高度的物品垫在患者肩膀下,使头部后仰,然后进行口对口人工呼吸,急救者一手将患者的口张开,另一手捏紧患者的鼻子,深吸一口气,急救者口唇应包住患者口唇,向患者口中吹气,吹毕再用两手按压患者胸部,协助呼气,以吹气后胸廓膨胀或听到呼吸音为有效,进行两次人工呼吸后重复胸外按压,直至患者脉搏呼吸恢复。

## ⑫ 冠心病一定是老年人得的病吗?

在我们的印象中,冠心病通常是 60 岁左右的老年人才会得的病,然而近年来中青年人冠心病的发病率正呈逐年上升的趋势,现在冠心病有近 1/5 的患者不足 50 岁,年轻化越来越严重,临床上三四十岁的心梗患者也十分常见,关于中青年猝死的报道更是层出不穷。近年来,我国有学者相继调查了北京、上海、河北和武汉等地年龄小于 40 岁的人的动脉粥样硬化的发病情况。结果发现,目前我国年轻人动脉粥样硬化发病年龄最小的仅为 16 岁,高分布人群主要在 20～30 岁,其中男性比女性高 4.9 倍,年轻人冠心病占总发病率的 4.3%,且有北高南低的趋势。此外,年轻冠心病患者还有发病急、病情重、早期症状不典型等特点,所有一旦出现胸闷、心慌、气短尤其在运动后感觉更明显,或一次性的牙痛、颈肩痛、背痛等不典型心绞痛症状时,要引起重视,及时到正规医院检查诊断,以避免危险发生。由此可见,冠心病已经开始逼近年轻人群体,究其原因主要是现在很多年轻人工作和生活压力大,长期精神紧张,生活缺乏规律,同时抽烟、酗酒、暴饮暴食、缺少运动等不良生活方式也与冠心病的发病密不可分,因此预防冠心病一定要从养成良好的生活习惯做起,从年轻时做起。

## ⑬夏天冠心病就不容易发病吗?

冬天因寒冷刺激,易引起冠状动脉痉挛,外周血管收缩,血压升高,心脏负荷增大,加之血液黏度增高,心血管疾病往往高发。而进入夏天,很多患者认为"天热了,血压会下降的",或者"夏天胃口不好,吃得清淡,血脂会趋向正常",这往往造成了夏季冠心病预防认识的误区。诚然,气温升高,人的血管会有所扩张,同时部分患者饮食清淡了,血脂会有一定下降。

但是不可忽视的是,夏季气温高,出汗多,血液黏稠度高,加之昼长夜短,容易休息不好,而且在闷热的天气里,患者情绪容易烦躁反而会诱发冠心病的发作。还需要注意的是,现在很多患者家里条件较好,夏天经常待在空调房里,室内外温差较大,如果忽冷忽热,血管的强力收缩极易引起冠状动脉内已形成的斑块被牵拉破裂,从而引发心肌梗死。因此夏天我们也要重视冠心病的预防,不可因为血压和血脂情况略好转就掉以轻心,切记不可随便调整药物,在防暑降温的同时也不要贪凉,注意补充水分,保证睡眠,调整好情绪,饮食清淡,适量运动,以便安全度夏。

# 第四节　冠心病预防的误区

## ①化验结果正常就不用调血脂吗?

在临床上,很多冠心病患者会拿着有血脂项目的化验单来问:为什么我的血脂指标都在正常范围以内,还要吃降脂药呢? 其实在上文我们就提到,对于控制血脂的药物不能简单理解为降血脂的药,叫做调脂药更为恰当,对于冠心病患者而言,调脂药更重要的目的在于抗动脉粥样硬化,稳定斑块,控制冠心病的发展。此外化验单上的正常值范围也只是相对正常的范围,是基于大多数"正常人"得出的指标,《中国成人血脂异常防治指南》中对于不同危险层级群体的血脂要求也不尽相同,指南中建议按照有无冠心病及其等危症、有无高血压及其他心血管危险因素的多少,结合血脂水平来综合评估心血管病的发病危险,将人群进行危险性高低分类,具体分类及血脂控制要求如下。

### 血脂异常危险分层

| 危险分层 | 总胆固醇 5.18～6.19 mmol/L (200～239 mg/dl)或 低密度脂蛋白胆固醇 3.37～4.12 mmol/L (130～159 mg/dl) | 总胆固醇 ≥6.22 mmol/L (240 mg/dl)或 低密度脂蛋白胆固醇 ≥4.14 mmol/L (160 mg/dl) |
|---|---|---|
| 无高血压且其他危险因素数<3 | 低危 | 低危 |
| 高血压或其他危险因素≥3 | 低危 | 中危 |
| 高血压且其他危险因素数≥1 | 中危 | 高危 |
| 冠心病及其等危症 | 高危 | 高危 |

注　1. 表中的危险因素包括高血压、吸烟、低高密度脂蛋白血症、肥胖、早发缺血性心血管病家族史、年龄(男性≥45岁,女性≥55岁)。
　　2. 表中的冠心病等危症包括:(1)冠状动脉以外动脉的动脉粥样硬化:包括缺血性脑卒中、周围动脉疾病、腹主动脉瘤和症状性颈动脉病(如短暂性脑缺血)等;(2)糖尿病;(3)其他一切危险因素导致的冠脉病变概率相当于已确立的冠心病。

### 不同危险分层群体血脂药物治疗及治疗目标

| 危险等级 | 药物治疗开始 | 治疗目标值 |
|---|---|---|
| 低危 | 总胆固醇≥6.99 mmol/L(270 mg/dl) 低密度脂蛋白胆固醇≥4.92 mmol/L (190 mg/dl) | 总胆固醇≥6.22 mmol/L(240 mg/dl) 低密度脂蛋白胆固醇≥4.14 mmol/L (160 mg/dl) |
| 中危 | 总胆固醇<6.22 mmol/L(240 mg/dl) 低密度脂蛋白胆固醇<4.14 mmol/L (160 mg/dl) | 总胆固醇<5.18 mmol/L(200 mg/dl) 低密度脂蛋白胆固醇<3.4 mmol/L (130 mg/dl) |
| 高危 | 总胆固醇<4.14 mmol/L(160 mg/dl) 低密度脂蛋白胆固醇<2.59 mmol/L (100 mg/dl) | 总胆固醇<4.14 mmol/L(160 mg/dl) 低密度脂蛋白胆固醇<2.6 mmol/L (100 mg/dl) |
| 极高危 (急性冠状动脉综合征或缺血性心血管病合并糖尿病) | 总胆固醇≥4.14 mmol/L(160 mg/dl) 低密度脂蛋白胆固醇≥2.07 mmol/L (80 mg/dl) | 总胆固醇≥3.11 mmol/L(120 mg/dl) 低密度脂蛋白胆固醇≥1.8 mmol/L (70 mg/dl) |

## ② 天热血压正常就不用吃降压药吗?

很多人都知道,血压有昼夜波动规律,其实血压还有季节性变化规律。秋冬季血压普遍较高,而夏天一般血压较低。这主要是因为夏季气温升高,皮肤血管扩张;同时因出汗多而血容量下降,血压会有所降低,因此很多患者会发现与秋冬季服用相同剂量的降压药血压下降更明显,担心会发生低血压,或者在停用降压药后血压还能保持在以前服药时的水平,但这些并不意味着可以不用吃降压药。降压药除了能控制患者血压外还有着抗动脉粥样硬化、稳定斑块、营养心肌、减轻心肌耗氧等作用,贸然停用会引起血压升高或者波动过大而导致心脑血管疾病急性发作。

夏季血压下降,患者可去医院根据医生的指导并结合自身情况对降压药进行适当调整,一般可采取减少药量或改用长效药的方法进行药物调整。这里需要特别提醒的是,长效降压药的起效较慢,可能在几个小时后才看得到血压降低,1~2周后才能达到稳定的降压效果,因此刚开始服此类药物的患者千万不要性急,起效慢一些并不是没有效果。在调整血压的过程中,患者还要注意自身血压的监控,一般宜在清晨服药前、傍晚,以及有头昏、头痛等不适症状时测量,以评估降压效果,帮助指导药物的调整。

## ③ 高血压没有症状就不用吃药吗?

高血压的症状因人而异,高血压病是一种缓慢发病的心血管疾病,其最大的临床特点就是症状的隐匿性。相当多的患者发病后并无明显症状,即使少数患者在发病后有头痛、头晕症状,也因为症状不具有特异性且表现轻微而被忽略。本着"是药三分毒"的观念,很多患者认为高血压没什么症状就不用服药了。然而虽然没有明显的症状,但是血压升高所引发的一系列的器官损害却仍在悄然进展之中,久而久之将引起视网膜病变、高血压性肾脏病、高血压性心脏病、外周血管病变甚至引发心肌梗死、脑卒中等心脑血管事件,增加患者病死率,因而高血压病通常被称为"无声杀手"。一旦确认患有高血压病后就应该开始相关药物治疗,高血压病的治疗具有长期性,不论有无临床症状都要长期坚持服用降压药物,不可将有无症状作为是否用药的依据。

## ④ 心脏介入手术有风险最好不做对吗?

心脏介入手术是一种新型诊断与治疗心血管疾病的技术,经过穿刺体表血管,在数字减影的连续投照下,送入心脏导管,通过特定的心脏导管操作技术对心脏病进行确诊和治疗的诊治方法,它是目前较为先进的心脏病诊治方法,进展也非常迅速。冠心病患者最常做的心脏介入手术包括冠状动脉造影术、冠状动脉支架植入术、冠状动脉搭桥术等。目前,发达国家约90%的急性冠心病患者在紧急救治时选择心脏介入等手术治疗方法,死亡率从30%下降到5%以内;而我国则不乐观,很多冠心病患者觉得心脏介入手术风险很大,能用药物缓解症状的情况下采取药物保守治疗即可。其实,心脏介入手术有着严格的适用标准,通常情况下急性的心肌梗死、心绞痛药物控制不佳、冠状动脉造影狭窄达70%~75%以上的冠心病患者都应该及早接受心脏介入治疗。目前临床上心脏介入治疗手术的开展已经非常普遍,技术也比较成熟,对于急性的冠心病患者而言必须更新治疗观念,摒弃思想顾虑,借助现代医学成果,力争及早防治,以便获得最佳的治疗效果。

## ⑤ 装了支架就是冠心病治疗的终点吗?

随着医疗水平的不断提高,有很多冠心病患者通过冠状动脉支架植入术挽回了生命,很多心绞痛发作的患者做完支架手术后症状迅速消失,甚至恢复了体力活动。因此有不少患者认为堵住的血管被打通了,冠心病也就治好了。其实无论是植入了支架还是冠状动脉搭桥等其他心脏介入治疗都不能彻底解决整个冠脉血管的问题,虽然植入了支架能够解除冠状动脉狭窄、恢复心肌供血,但是心血管的危险因素并未解除,许多患者仍要面临其他冠状动脉病变及植入支架的再狭窄等问题,临床上进行多次支架植入手术的患者也比比皆是。所以,在植入支架后还要坚持服用相关药物控制病情,同时注意改正不良的生活方式,才能延缓甚至逆转病情的进展,达到最好的治疗效果。

## ⑥ 心绞痛发作忍忍就一定能好吗?

心绞痛是指由于冠状动脉粥样硬化狭窄导致冠状动脉供血不足,心肌暂时缺血与缺氧所引起的以心前区疼痛为主要临床表现的一组综合征。其特点为阵发性的前胸压榨性疼痛感觉,可伴有其他症状,疼痛主要位于胸骨后部,可放射至心前区与左上肢内侧,常发生于劳动或情绪激动时,一般持续数分钟,很多患者在休息过后症状就可立即缓解,因此部分患者,尤其是耐受能力较强的男性患者在出现心绞痛症状时认为忍忍就过去了,然而当疼痛性质发生改变、疼痛更剧烈、疼痛持续时间较长、休息和服用硝酸甘油症状不能缓解时就要高度警惕是否发生了心肌梗死。这种情况下,一定要及时到医院就诊以免病情加重,甚至引发生命危险。

## ⑦ 冠心病症状不明显就说明不严重吗?

影视节目中经常会有这样一幕:当剧中人物在与他人发生争吵或者突然听闻一个惊人的消息后,便表情痛苦地手捂胸口,猝然倒地。其实在日常生活中这种情况也不少见,新闻上名人因冠心病猝死的事件报道往往更令我们震惊,很多人不禁会想:这么凶险的疾病难道没有一点征兆吗? 其实一方面是因为很多冠心病患者的症状并不典型,许多症状往往被误认为是更年期表现或者胃肠道不适等,大家经常会忽视,以为问题不大。另一方面的确有些患者并没表现出任何不适,但在偶然间进行冠状动脉 CT 检查时却发现主要的冠状动脉已经堵了90%以上,其实这部分患者也有一定的特点:如有些糖尿病患者感觉功能受损,他们的症状往往不易表现出来或者出现较晚;还有就是老年冠心病患者记忆减退,感觉迟钝,注意力不集中,对症状又不善表达,易被家人所忽视。此外,冠心病症状的表现与疾病的程度并非完全一致,很多青壮年男性耐受能力较强,在病情严重时也只会觉得这些表现很轻微,所以在日常生活中一定要对冠心病的不典型症状有所了解,尤其对中老年人来说,一旦出现相应不适,一定要及时进行相关检查,以免出现意外。

## ⑧ 有早搏房颤就是冠心病吗？

在临床诊疗的过程中，经常会有一些患者因为早搏或者房颤引起的心前区不适、心脏停跳感或者心悸、心慌、胸闷、气短等症状而非常紧张，以为自己肯定患上了冠心病。其实部分冠心病患者会出现早搏或者房颤，但这并不能画上"等号"，很多其他疾病或者正常情况下也会有早搏或者房颤的出现。早搏也分为功能性早搏和病理性早搏。功能性早搏在中青年人中并不少见，大多数查不出病理性诱因，往往是在精神紧张、过度劳累、吸烟、酗酒、喝浓茶、饮咖啡后引起的，一般出现在安静或临睡前，运动后早搏消失。功能性早搏一般不影响身体健康，经过一段时间，这种早搏大多会不治而愈，故无须治疗。对于房颤，情况也与早搏相似，部分正常人可因酗酒、吸烟、情绪激动等诱发房颤。还有家族性房颤，系基因突变所致，多在成年之后发生，呈阵发性，房颤在不知不觉中发生和终止，一般症状较轻，多由劳累、精神紧张、感染、疼痛、饮酒、吸烟等诱发，心功能保持正常，一般预后较好。更有部分人发生的特发性房颤，往往并无器质性心脏病的依据。因此当出现一过性或短暂发作的早搏或者房颤时，大家不必太过紧张，及时去医院作心电图检查，加以排除，如果出现严重的和频繁发作的早搏，最好住院进行观察治疗。

## ⑨ 吃保健品就可以不吃药吗？

在日常生活中，有许多患者尤其是像患有冠心病这样的长期慢性病患者总担心药有副作用，而轻信一些从不提及副作用的保健品广告，相信吃了它"有病治病，无病健身"，加之逢年过节，亲友儿女们也喜欢送一些保健品以表心意。因此，有些患者就认为能不吃药，尽量不吃药，而改吃一些五花八门的保健品。而一些商家恰是利用了患者的这种心态，给出一些符合他们期待值的宣传语。尽管长期服用某些保健品有提高耐受力、增强免疫力、调节人体某些功能的作用，但是，任何保健品都不能替代药品成为治疗疾病的"主力军"，有些保健品虽然也是由中药或由中药的提取物组成，但这些中药是从保健角度组方，而不是以治疗疾病为目的。慢性病需要长时间科学、规范地治疗，遵循医嘱合理服药尤为重要。因此,得了病还是应该在医生的指导下正确用药,切勿将保健品当药吃,否则不仅耽误了治疗时间,还可能使病情越拖越严重,甚至出现意外情况。

# 第三章　冠心病运动康复

## 第一节　运动康复对冠心病患者的益处

### ① 运动能改善心率吗?

心率,即心脏跳动的频率,是心脏在一分钟内跳动的次数。正常成年人安静时的心率范围为 60～100 次/分,不同个体间的差异显著,一般情况下女性的心率较男性偏快,而老人的心率则偏慢,兴奋、激动、吸烟、饮酒和喝浓茶后心率均会有所增加。运动对于心率也有着明显的影响,一般来说,心率会随着运动强度的增大而增快,运动强度保持在一定范围,心率也会在一定范围内稳定,因此心率也常常被用来作为运动强度的监测指标。冠心病患者运动后的即刻心率往往是增加的,但是长期的运动康复训练,尤其是有氧耐力训练能够使得静息状态下的心率减慢,这和长期接受训练的运动员平静心率较低的机理是一样,是生理性的心动过缓。另一方面,在同等的运动强度下心率也会较之前慢,这使得心脏储备功能增加,降低了心肌的耗氧水平,从而改善冠心病患者心肌缺血的现象。此外,运动对心率的有益影响还体现在心率恢复方面。人体在进行运动时,心输出量的增加主要是通过心率和每次搏动输出量的增加而实现的。运动时为满足机体供血的需要,心率会增加以提高心输出量,而运动能力较差的患者则表现得更明显,即开始运动时心率就快速上升,运动停止后心率恢复到安静水平的时间也较长。长期规律运动的患者运动停止后心率则恢复较快,这也是心率恢复值可作为判断冠心病患者运动耐量以及生活质量的原因。

## ② 运动能改善心脏侧支循环吗？

冠心病患者往往由于冠状动脉的狭窄或闭塞引起心肌的供血不足从而产生心肌缺血或坏死，目前临床上多采用扩张冠状动脉的药物或者手术介入治疗来增加或者恢复心肌的供血。然而人体有着强大的自我康复潜能，有些患者在冠状动脉狭窄严重的情况下却没有明显的心肌缺血，这是因为在长期的慢性缺血刺激下，周围血管能够生成新的血管来向缺血的心肌供应血液，这就是侧支循环。侧支循环的形成对于保护心肌细胞，改善心脏功能有着非常重要的作用。运动能够很好地诱发和促进心脏侧支循环的形成，增加心肌血液供应，这是因为运动能够增加心脏的工作负荷，使得心肌对血液的供应需求增加，从而达到接近缺血的状态，这样既不对心肌造成损伤又能够刺激侧支循环形成，然而这对运动强度的要求较高，一般情况下在安全的运动强度范围内，运动的强度越高，效果越好。

## ③ 运动能改善心脏供血吗？

心脏需要昼夜不停地跳动来维持我们人体血液的供应，这就需要冠状动脉来保证心脏有足够的血液供应来维持它的功能。人在安静时的冠脉血流量占心输出量的4%～5%，当人体活动增强时，主要依靠冠状动脉扩张来增加血流量供给心肌所需氧量，剧烈运动时冠状动脉血液供应甚至能增加4～5倍。冠心病患者运动时心肌耗氧需求增加，由于冠状动脉粥样硬化等原因使其舒张能力减退，达到一定运动量时就会出现供血不足，但是适量的运动能够改善具有完整内皮的冠状动脉血管的扩张能力，增加血液供应。此外，由于冠状动脉会受制于心肌收缩挤压的影响，当心脏收缩时血液不易通过，只有当其舒张时，心脏方能得到足够的血流，因此心脏的供血主要在舒张期，而正如前文所提到的，长期规律运动能够

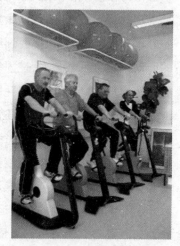

使患者的安静心率降低,心脏舒张期延长,这样更有利于心肌血液的灌注。此外运动促进心脏侧支循环的形成也是改善心脏供血的重要因素。

## ④ 运动能改善心脏收缩功能吗?

通过运动锻炼可以强壮我们的肌肉,增加肌肉的力量,那怎样能够使我们的心脏更加强壮呢? 毫无疑问,运动能够锻炼我们全身的肌肉,但同时运动时心脏的负荷增加,这就好比在练肌肉时我们会用哑铃等器具来增加负荷一样,长期下来心肌也会变得肥厚从而收缩能力更强。此外,心室腔扩大会使得心室的充盈更好,这样每次心脏搏动输出的血液就更多,效率也更高。这时,有的人会想高血压也会使心脏收缩时的负荷增加,长期下来心肌肥厚反而形成危险的病理变化,需要解释的是:运动引起的心脏肥厚不仅是心肌纤维的增长,同时还伴有心肌毛细血管的增多和心肌对氧的利用能力的提高,其结构和功能的改变是理想的、生理适应的结果,其变化不是永久性的,也不会引起心功能的不全。

## ⑤ 运动能提高呼吸功能吗?

在运动过程中,肌肉活动要消耗大量的氧气,以供应运动所需的能量,同时产生大量的二氧化碳。在这种情况下,呼吸系统就必须加倍工作以满足机体需要,最常见的体验就是跑步时我们的呼吸会加深加快。这样一方面使得我们参与呼吸的肌肉得到了锻炼,呼吸动作的幅度得到扩展,肺就能容纳更多的空气;另一方面我们的肺活量也会明显提高,经常参加运动的人肺活量可以比正常人大 1000 毫升左右。呼吸器官功能的提高,使得气体在肺内交换得更加充分,血液中的含氧量增多,从而新陈代谢更加旺盛和完善,保证了运动时能量的供应,这是一种很好的良性循环。所以,冠心病患者进行运动对呼吸功能的提高是大有好处的。需要指出的是我们在运动时采用鼻子吸气、噘嘴呼气的方式更好,吸气和呼气的时间比在 1∶2 左右较为合适,这样更有利于气体在肺内的交换和残余气体的排出。此外所有患者在运动时需要避免憋气以防胸腔内压上升,造成静脉血回心受阻,当憋气结束后,人会反射性地呼气,造成胸内、腹内压力骤然降低,大量血液涌入心脏,对心脏冲击比较大。

## ⑥ 运动能提高运动能力吗?

　　心脏康复的核心内容是运动锻炼,最主要的目标就是提高患者的运动能力,从而改善患者的生活质量,帮助患者重返社会。人体运动能力的体现与心血管系统、呼吸系统以及骨骼肌系统密切相关。前文我们已经提到运动对于心血管及呼吸功能的诸多益处,这里主要谈谈运动对骨骼肌系统的影响:① 运动可以使骨骼肌横截面积增大,肌肉体积增大,肌肉力量得到提高;② 运动可以使骨骼肌的毛细血管密度和数量增加,增强肌肉的氧摄取能力;③ 运动可以提高氧和能量的利用效率,改善机体有氧代谢能力;④ 运动可以使肌肉的收缩效率提高,定量运动时能量消耗减少。总的来说骨骼肌系统是执行运动的重要器官,而心血管和呼吸系统是其重要的保障,三者能力的提高才是机体运动能力的综合提高。举个例子讲就是运动训练前爬三层楼就气喘吁吁,心跳加速,肌肉发酸,感觉很累,而训练后就变得轻松了,这就是运动能力提高最直接的感受。

## ⑦ 运动能改善精神状态吗?

　　长期的失眠、紧张、焦虑等不良精神状态能够大大增加冠心病的发病风险,同时已经患有冠心病的患者常常由于疾病的打击加之身体的不适而出现焦虑、抑郁、失眠等症状,反而不利于疾病的康复。运动对于改善患者的精神状态有着

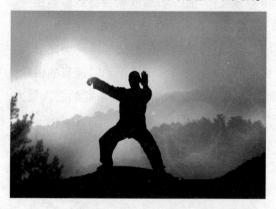

非常积极的作用,有研究表明,每周在自然环境下运动 1 次,就足以改善抑郁和焦虑症状,锻炼越多,受益越大。对于冠心病患者而言,运动带来的更为积极的改变在于当很多患者通过运动训练能够完成快走或者慢跑活动时,患者对于康复的信心能够得到很

大提高,会更加坚定自己可以从事正常的日常活动,在运动的过程中患者也能够通过医师的讲解或者与其他患者的交流对自己的病情有更全面的了解。有科学家发现,1/3 的高血压和 1/5 的心脏病是由不良睡眠引发的。失眠能够明显降低生活质量,引起抑郁、注意力不集中,而长期服用安眠药物也会引起副作用。在日常生活中很多患者会体验到适当运动后睡眠会更好,大家往往以为这只是简单的运动疲劳了就睡得香了,其实运动能够促进大脑分泌抑制兴奋的物质,促进深度睡眠,迅速缓解疲劳,从而使睡眠进入一个良性循环。此外规律运动可以调节生物周期节律,也就是所谓的生物钟,运动对于焦虑、抑郁的不良情绪的改善也是改善睡眠的重要原因。运动的方式依个人喜好和身体状况而定,一般可选择如游泳、中等速度的散步、骑自行车等等,但必须要持之以恒,睡眠的改善并不是立即的,也许要在开始运动 1 周或 2 周后才会显现出来,同时睡前的过量运动反而会令大脑兴奋,不利于提高睡眠质量。

## ⑧ 运动能改善脂质代谢吗?

高脂血症是动脉粥样硬化、高血压、冠心病、脑卒中的重要危险因素,对于高脂血症患者除了重视饮食疗法和药物疗法,运动疗法也是重要环节之一。研究表明适度的运动既能促进能量消耗,降低血中总胆固醇、甘油三酯、低密度脂蛋白水平,又能使具有保护血管作用的高密度脂蛋白增高,运动能够延缓植入支架的再狭窄,也与改善脂质代谢密切相关。大家可能对 2010 年"感动中国十大人物"之一的"暴走妈妈"陈玉蓉比较熟悉,她通过疾走锻炼的方式治好了自己的重度脂肪肝,然后移植给儿子。然而对于冠心病患者而言改善高脂血症的运动疗法通常以中等强度运动为主,运动方式包括:散步、慢跑、游泳、骑自行车等有节奏的全身运动。每周至少 3 次以上,每日 1 次,每次 30~40 分钟效果更好。想要全面地改善血脂状况需要 6 个月,因此运动还贵在坚持,对于老年冠心病患者而言则应先选择强度较小的运动,逐步提高运动强度。

## ⑨ 运动能控制血压吗？

高血压是心血管系统疾患中最为常见的一种。高血压病人除了进行药物治疗外，还应注意日常饮食、情绪、起居等，特别要注意体育锻炼。运动改善血压的可能原因包括血液中儿茶酚胺浓度下降、周围血管阻力下降、胰岛素敏感性增加、血管舒缩功能改善、情绪改善等。尽管运动降压的机制还不十分清楚，但现有的资料显示高血压病人经过长期运动锻炼收缩压可以下降 2% 或 4～13 mmHg，舒张压降低 1% 或 3～8 mmHg，而且基础血压越高的病人下降越明显。高血压病患者康复运动的强度趋向于缓和，一般情况下伴有高血压的患者不宜进行力量型运动、快速跑步等无氧运动，动作过猛的低头弯腰、体位变化幅度过大以及用力屏气的活动都会导致血压快速大幅度升高，容易发生意外。而步行、慢跑、骑车、游泳以及慢节奏的体操、太极拳等有氧运动是非常安全有效的降压运动方式。在心脏康复中我们经常会强调达到一定的运动强度，以获得更好的训练效果，因此部分冠心病患者在运动后会发现收缩压升高，而舒张压不变或者降低，这时大家也不必过分紧张，运动过程中的血压增高是正常的生理调节反应，当休息安静下来时血压便会恢复。

## ⑩ 运动能改善血糖吗？

在糖尿病的治疗中，运动是一项基本措施。适当的运动可增加机体组织对胰岛素的敏感性，从而使血中葡萄糖被肌肉等组织的利用增加，使血糖降低。对于 2 型糖尿病（非胰岛素依赖型糖尿病）患者，体育运动的近期效果是可以降低血糖，远期效果是可以减少降糖药物的用量。对于需要胰岛素治疗的 1 型糖尿病患者，有规律的运动是最重要的治疗手段，可使血糖稳定下降并提高胰岛素的作用。最适合糖尿病患者的运动是持续、有规律的运动，如步行、骑自行车、慢跑、游泳等有氧运动。运动应安排在餐后 30 分钟～2 小时为宜，这时血糖较高，不易发生低血糖，同时还要避免在胰岛素或口服降糖药作用最强的时候进行运动。有的患者担心运动时机掌握不当会诱发低血糖，但这不应成为参加运动的障碍，随身带几块糖果或者饼干就可以避免意外的发生了。

## ⑪ 运动能控制体重吗?

谈到控制体重我们首先要对自身的体重是否合适有所了解,通常我们会用体重指数(BMI)来估算我们的身体成分,其计算公式是:

$$体重指数(BMI) = 体重(kg)/身高(m)^2$$

亚洲人的健康标准:18.5 以下为体重不足;18.5～23 为健康;23～25 为超重;25～30 为肥胖;30 以上为严重肥胖。人体的能量消耗主要有三个方面:① 维持基础代谢所需的能量。即维持呼吸、心跳、排泄、腺体分泌等生命活动所需的能量。② 食物的特殊动力作用。即进食后机体向外散热比进食前增加所消耗的热量。③ 机体活动。机体活动,尤其是体力活动是人体热能消耗的主要因素,有激烈运动时机体的能量消耗可比安静时提高 10～20 倍,因此就能量消耗而言,运动减肥对所有的人都有效,这是毋庸置疑的。但为什么有些人参加锻炼,体重不仅没减反而增加了呢? 众所周知,减肥最基本的原理是能量的负平衡,即热能的消耗要大于热能的摄入。锻炼后体重不仅没减反而增加,不外乎两种情况:一是运动中消耗的热能不足,二是运动后摄入的热能物质过多,由此可见,既坚持运动,又适当节食,才是控制体重的正确之路。运动控制体重时应选择中等强度的运动,即在运动中将心率维持在最高心率的 60%～70% 左右,运动负荷过小,机体热能消耗不足,也达不到减肥的目的,此外运动的时间要足够长,一般每次锻炼不少于 30 分钟。运动的方式可根据自己的条件、爱好、兴趣而定,如走路、慢跑、游泳等都是肥胖的冠心病患者适宜的方式。

## ⑫ 运动能降低死亡率吗?

尽管对于冠心病患者而言,运动伴有一定的风险,但是在医师指导下进行合理的心脏康复运动并不会增加心血管意外发生的风险,合理的心脏康复运动反而会降低冠心病患者的死亡率:有研究发现心脏康复能够使心肌梗死后患者全因死亡率降低 8%～37%,心血管死亡率降低 7%～38%;接受心脏康复的急性心肌梗死患者一年内的猝死风险降低 45%;美国一项针对 60 万例老年住院的冠心病患者 5 年随访研究发现,进行心脏康复的患者比不进行的患者死亡率减少21%～34%,其效果与心血管疾病的预防用药效果相当,而费用却显著低于预防用药。因此以运动为主的心脏康复对冠心病患者生活质量和远期预后的改善有着极其重要的意义。

# 第二节　冠心病患者运动康复注意事项

## ① 冠心病患者的运动原则是什么?

(1)个体化原则　冠心病患者一般需要长期的、适度的、规律的运动康复,为了充分保障运动的效果,需要根据个人身体状况以及个人目标意愿制定相应的运动处方。由于每个冠心病患者的病程、严重程度、合并症、用药情况等都不一样,因此需要专业医师根据每个人的情况制定个体化康复方案,可以保证康复训练的科学性、安全性、有效性。此外,还要根据患者的兴趣和文化差异等选择患者容易接受的训练方式,如有的人喜欢快走,而有的人喜欢游泳等。而生活中,常常有患者在看到别人做相应运动有效果,而盲目跟着一起做,很多情况下会运动过度或者造成其他运动损伤等,反而会加重病情,不利于疾病的恢复。

(2)循序渐进原则　冠心病患者在运动时往往希望尽快看到疗效或者希望证明自己的能力而采用较大的运动负荷或者过快地增加运动负荷,这很可能造成身体的过分应激而造成损伤,因此循序渐进是保证运动安全最重要的措施之一。冠心病患者运动康复的过程也是一个量变到质变的长期过程,随着训练效应的积累我们可以根据每个人的情况逐步增加运动的强度、运动的时间。

(3)持之以恒原则　心脏康复训练需要持续一定的时间才能获得显著的效应,很多情况下我们在患者训练一个月甚至更长时间后才能看到评估结果的提高。此外,停止运动训练后,训练的有益效应也会有所消退,因此心脏康复训练往往需要长期坚持,最好是维持终身。只有当运动成为习惯时我们的心脏康复才真正达到目的了。

(4)主动参与原则　我们常常遇到这样一类患者,他会跟我们说某某医师说冠心病需要心脏康复,要不然就会有很多的不良后果;或者说我的爱人非得让我过来进行心脏康复。这是一种非常不好的心理状态，也不利于疾病的康复。我们需要做的是看到运动给我们带来的诸多益处，给自己足够的信心，积极主动参与到运动康复中来，快乐地运动，这样才能达到最好的康复疗效。

（5）全面康复原则　尽管运动是心脏康复的核心内容，但是运动是建立在病情稳定的基础之上的，因此合理用药、改变不良生活习惯、控制其他并发症等也是保证运动能够顺利实施的重要保障。此外我们还要关注到患者的心理、职业、教育、娱乐等多个方面，这样才能达到重返社会的目的，促进患者的全面康复。

## ② 冠心病患者运动伴随哪些风险？

尽管冠心病患者在医师的监护下进行运动康复能够保证安全性，但也不能完全排除运动伴随的风险，尤其是发病早期的冠心病患者，况且不是所有的冠心病患者都有条件在监护下进行运动，这就需要我们对一些运动风险有相应了解并尽量避免。对冠心病患者来说，首要的运动风险就是心血管意外的发生，比如心绞痛发作、心肌梗死、心力衰竭、心律失常、血压异常甚至猝死等，同时运动还可能会造成韧带肌肉拉伤和骨关节受损等其他系统损害。总体而言，临床上很多患者对运动抱有非常谨慎的态度，但是风险并不是限制运动的理由。

运动有一定风险，但其发生率很低，只要我们对这些风险有足够的了解，并根据自身状况进行全面的评估和合理的运动就能避免意外的发生。

## ③ 什么样的冠心病患者不适合运动？

对于冠心病患者而言，运动能够带来很多的益处，但并不是所有冠心病患者均适合运动，当患者伴有以下特殊情况时运动需谨慎。

（1）并发各种急性感染，特别是发热＞38℃的患者。

（2）合并未控制的高血压，休息时血压超过 180/120 mmHg 的患者。

（3）合并严重心功能不全，稍微活动就感觉胸闷、气喘的患者。

（4）伴有不稳定心绞痛或进行性心绞痛患者。

（5）近期发生血栓性静脉炎、体循环或肺循环栓塞病史者。

（6）心肌梗死后病情不稳或有活动性心包炎、心肌炎患者。

（7）有严重的房性或室性心律失常、Ⅱ度或Ⅲ度房室传导阻滞患者。

（8）患有梗阻性肥厚性心肌病或发绀型先天性心脏病患者。

（9）伴有肝、肾功能不全或其他急性全身疾病的患者。

## ④冠心病患者有哪些运动注意事项？

运动固然对冠心病病人有好处，但运动不当，给冠心病病人带来的危害也屡见不鲜。因此，冠心病患者在运动时，必须注意以下问题：

（1）避免在大量进餐、喝浓茶、咖啡以及起床后立即运动。

（2）运动前后避免情绪激动、精神紧张，避免在身体状况不佳或睡眠不足的情况下进行运动。

（3）运动前要进行充分的准备活动以及水分的补充，避免完全凭主观感觉及盲目过量运动。

（4）每次运动前后和运动过程中要根据自身情况对血压、心率、血糖等基本生理情况进行监控，运动强度以稍出汗，轻度呼吸加快但不影响对话为度，以保证运动的安全。

（5）运动时间不宜过早，心血管病人在上午 6～12 时最容易出现心肌缺血损伤和心律失常，若在这段时间从事加重心脏负荷的运动，更容易发生意外，因此运动时间最好选择在下午。

（6）运动时应避开恶劣的天气，如寒冷、大风、炎热、干燥、阴雨、雾霾及温度过高等极端天气。

（7）运动后应注意保暖，适时加减衣物，如需洗澡应在休息 15 分钟后进行，水温应在 40℃ 以下。

（8）运动过程中若出现胸痛、乏力、呼吸困难、头晕、眼花、面色苍白、协调障碍等症状时要立即停止运动，情况严重时需及时就医处理。

⑤ **冠心病患者运动前需要哪些康复评估?**

冠心病患者在进行心脏运动康复前需要对自身病情进行全面评估,这是保证运动安全最基本的保障。具体的评估包括:

(1) 既往病史:包括患者的冠心病诊疗过程、影响运动功能的呼吸系统疾病史、骨骼肌肉及神经系统疾病史。

(2) 危险因素:包括年龄、性别,吸烟情况、血糖、血脂、血压、家族史、肥胖等。

(3) 一般情况:包括身高、体重、腰围、臀围、营养状态、运动习惯、精神状态、饮食、睡眠、目前服用的药物及剂量等。

(4) 生化检查:主要包括血常规、肝肾功能、心肌酶谱及同工酶、凝血功能、血清肌钙蛋白等。

(5) 功能检查:主要包括心电图、超声心动图、心肺运动试验、冠状动脉 CT 等。

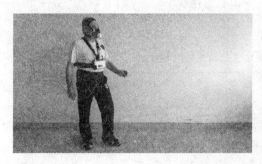 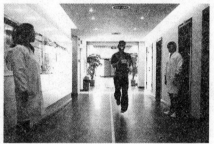

⑥ **冠心病早期运动康复为什么要在医院进行?**

冠心病早期康复我们也称 I 期康复,又叫院内康复期;II期康复一般在出院后1~6 个月进行,又叫院外康复早期或者门诊康复期;III期康复又叫做社区或家庭康复期。早期冠心病患者是运动风险高发对象,必须在严格的监护及医师指导下完成,该期患者运动康复及日常生活指导的目的是帮助患者恢复体力及日常生活能力,出院时达到生活基本自理。早期运动康复计划因人而异,病情重、预后差的患者运动康复的进展宜缓慢,反之,可适度加快进程。一般来说,患者一旦脱离急性危险期,病情处于稳定状态,运动康复即可开始。参考标准如下:

(1) 过去 8 小时内没有新发或再发胸痛；

(2) 心肌损伤标志物水平(肌酸激酶同工酶和肌钙蛋白)没有进一步升高；

(3) 无明显心力衰竭失代偿征兆(静息时呼吸困难伴湿性啰音)；

(4) 过去 8 小时内没有新发严重心律失常或心电图改变。

通常康复干预于入院 24 小时内开始,如果病情不稳定,应延迟至 3～7 天以后酌情进行。运动康复应循序渐进,从被动运动开始,逐步过渡到坐位、坐位双脚悬吊在床边、床旁站立、床旁行走,病室内步行以及上 1 层楼梯或固定踏车训练,早期的患者运动康复和恢复日常活动的指导必须在心电、血压监护下进行,运动量宜控制在较静息心率增加 20 次左右,同时患者感觉不大费力,如果运动或日常活动后心率增加大于 20 次,患者感觉费力,宜减少运动量或日常活动。

冠状动脉旁路移植术(也称作冠脉搭桥术)后的患者术后需进行呼吸训练,用力咳嗽,促进排痰,预防肺部感染。术前患者需学习呼吸训练方法,避免术后因伤口疼痛影响运动训练效果。为防止用力咳嗽时,手术伤口易破裂,可让患者手持定制的小枕头,保护伤口。

**住院期 4 步早期运动及日常生活指导计划**

| 步骤 | 代谢当量(METs) | 活动类型 | 心率反应适合水平<br>(与静息心率比较) |
| --- | --- | --- | --- |
| 第 1 步 | 1～2 | 被动运动<br>缓慢翻身、坐起<br>床边椅子坐立<br>床边坐便 | 增加 5～15 次/分 |
| 第 2 步 | 2～3 | 床边坐位热身<br>床旁行走 | 增加 10～15 次/分 |
| 第 3 步 | 2～3 | 床旁站立热身<br>大厅走动 5～10 分钟,2～3 次/日 | 增加 10～20 次/分 |
| 第 4 步 | 3～4 | 站立热身<br>大厅走动 5～10 分钟,3～4 次/日<br>上 1 层楼梯或固定踏车训练<br>坐位淋浴 | 增加 15～25 次/分 |

## ⑦ 冠心病运动康复与药物治疗有什么关系？

首先需要强调的是运动与药物治疗在心脏康复的过程中是相辅相成的，缺一不可。适当的药物治疗可以相对增强患者的运动能力，提高运动训练水平和效果，运动训练则有助于减少用药量甚至基本停止用药。比如心血管疾病中常用的硝酸酯类、β-受体阻滞剂、钙离子拮抗剂、血管紧张素转换酶抑制剂等可以改善心肌供血、降低心肌耗氧、防止心室重构从而提高患者的运动能力，而运动对改善患者血压、血糖、血脂等方面的有益作用又可以减少相应药物的使用量。药物的使用与调整一定要在医师的指导下进行，不能自己随意加减。

## ⑧ 冠心病患者如何防止运动损伤？

由于大多数心血管疾病患者为中老年人，同时可能并发其他方面的退行性疾病，如慢性代谢系统疾病及骨关节疾病等，再加上老年人容易跌倒，因此在运动过程中我们除了关注心脏问题外还应避免其他运动损伤的出现，具体建议如下：

（1）选择适合自己的运动项目和健身方式  每项运动都有自己的特点。每个人的身体条件也各不相同，要根据自身的年龄、性别、肌肉力量、关节灵活程度及伤病情况选择正确的活动。冠心病患者要尽量避免竞技性及运动量过大的运动，如短跑、篮球、乒乓球等，以免因心脏负荷过重和情绪波动诱发心血管意外的发生。此外，伴有膝关节损伤的患者尽量避免爬山、爬楼梯、跑步等练习以免加重病情，可选择骑自行车、游泳、体操、步行等运动方式，也能达到很好的锻炼效果。

（2）在运动前要做好充分的热身准备活动  每次运动前要充分活动各个关节、肌肉，使各个关节在各个方面上都得到最大限度的活动以增加关节的柔韧程度和灵活度，热身运动一般以 10 分钟为宜，冬季可稍长些，约 15 分钟。在全身热身完成后还可根据运动项目进行针对性练习。

（3）要遵循科学的运动方法  在运动的过程中我们应循序渐进，先易后难，先从小强度运动开始，逐步加量。除了一般有氧运动外，我们还需要加强肌肉力量练习以保持运动的协调和稳定性。此外冠心病患者还应避免动作过快及弯腰、低头、下蹲等体位改变比较多的运动项目,运动过程中还应避免长时间重复某种运动,以免造成某些部位的慢性劳损。

(4) 加强自我保护意识与能力    日常生活中有些患者会认为运动锻炼要直到出现轻微的疼痛或不适才达到了锻炼效果,或者在身体不适时强行运动,这是对运动自我保护意识的严重缺乏。运动过程中最常见的运动损伤主要包括擦伤、撕裂伤、肌肉或韧带拉伤、关节扭伤等,很多患者在遇到急性运动损伤后,都很害怕,不知道该怎么办,于是就用膏药、喷剂、热敷等进行处理,其实在急性肌肉、韧带、关节囊等软组织拉伤、扭伤时(受伤后的 24~48 小时内),我们推荐最新的基本处理原则是 POLICE 原则,即:保护(Protection),适当负重(Optimal Loading),冰敷(Ice),加压包扎(Compression),抬高患肢(Elevation)。当然对于不同的个体我们的处理方法也会有所区别,最为保险的方法还是紧急处理后到医院就诊以便进行后续的理疗或药物治疗。

## ⑨ 冠心病运动康复为什么要持之以恒?

持之以恒是冠心病运动康复的一项基本原则,因为冠心病的发生是一个非常漫长的过程,它的康复也不是一朝一夕就能看到疗效的,运动所带来的益处需要长期的积累才能显现出来,而一旦运动停止,既往运动所带来的益处也会有所消退,因此运动必须持之以恒。有研究发现 4 周体育锻炼后,人体的血管功能得到改善,但停止一个月后发现之前锻炼的效果已经消失了,而每次运动的效果仅能维持 2~3 天。因此就如同一旦确诊冠心病就需要长期服用相关药物控制病情一样,运动也必须长期坚持才能有效防止心脏病复发。

## ⑩ 冠心病患者什么时间运动最好?

美国哈佛大学医学院的研究人员对 4 000 名曾有心脏病发作史的患者进行调查后发现,在一天 24 小时中,心脏病发作有一个时间节律,每天上午 6 时至 9 时为发作的"高峰期",心绞痛和猝死往往会在上午 9 时左右发生。上午 9 时发作的非致命性的心脏病要比晚上 11 时发作的心脏病多 3 倍左右。该时段为冠心病的高发期，因为经过一夜的睡眠，既没喝水又没活动，血液在血管里变得浓稠，血流速度过于缓慢，容易加重血栓的形成。此外该时段由于人的交感神经活性较高(交感神经兴奋意味着心率会加快，血压会增高)，从而引起心肌细胞电活动的不稳定，容易出现心律失常，甚至猝死。因此，冠心病患者进行运动最好避开心脏病发作的"晨峰期"，以下午为宜。但这也不是说上午不能进行运动，早晨和上午尽量做些轻微的活动，如散步、保健按摩、打太极拳、做体操等，绝对避免剧烈运动，同时还需避免劳累后及饭后立即运动，以免加重病情。

# 第三节　冠心病患者如何把握运动量

## ① 冠心病患者运动处方包含哪些内容？

　　冠心病运动处方是指导冠心病患者科学、安全、有效地进行心脏康复的必要手段。运动处方与普通的体育锻炼和一般的治疗方法不同，运动处方是针对性强、目的明确，有选择、有控制的运动疗法。合理设计的运动处方对身体的各个系统均能产生积极的影响，从而达到强身健体的目的。对于进行心脏运动康复的患者，康复医师和治疗师会根据患者的各项检查和评估结果以及患者的生理状态来制定个体化的运动处方。运动处方的内容包括运动形式、运动强度、运动时间、运动频率以及运动中的注意事项。因此在每位患者进行运动锻炼时都需要对运动处方的各个方面有所了解。在制定运动处方的过程中，患者才是主体，运动处方不仅要根据患者的身体情况来制定，还要充分考虑患者的康复意愿、实施运动康复的便捷性等因素，所以在制定运动处方时，患者不妨多多提出自己的想法和意见。此外，运动处方并不是一成不变的，在运动康复的过程中，随着患者自身情况及运动能力的变化，运动处方也需要进行适应性调整以更好地提高康复疗效。

## ② 冠心病患者如何把握运动强度?

通常我们把运动训练所要达到的基本训练强度称为靶强度,对于冠心病患者而言,我们最常用的靶强度的表达方法可用心率、心率储备、最大摄氧量、自我感知劳累程度分级等表示。这里主要介绍最常用的几种方法:

(1) 心率  一般而言冠心病患者以中等强度的运动较为适宜,运动时心率可在安静心率的基础上增加 20~30 次/分,体能较差者可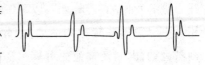

增加 20 次/分,体能好的患者可增加 30 次/分,该方法虽然简单,但欠精确,更为准的算法是达到最大心率的 50%~75%,最大心率为 220−年龄,即有效心率 =(220−年龄)×(50%~70%)。

(2) 心率储备  该方法不受临床上药物的影响,更为实用和普遍,通常我们的训练强度需要达到储备心率的 60%~80%。目标心率 =(最大心率−安静心率)×(60%~80%)+安静心率。

(3) 自我感知劳累程度分级  多采用 Borg 评分来表示,分 6~20 级,其中 12~13 级约相当于最大心率的 60%~75%,所以参与运动的冠心病患者应当在 11 级(轻松)~13 级(稍累)的范围内运动(具体见下表)。

**Borg 主观疲劳度评分表**

| Borg 计分 | 自我理解的用力程度 |
| --- | --- |
| 6 | 完全没有投入 |
| 7 | 投入一点点 |
| 8 | |
| 9 | 非常轻松(用一个很舒服的速度在轻松缓慢地行走) |
| 10 | |
| 11 | 轻松 |
| 12 | |
| 13 | 有点辛苦 (在努力了,感觉有点累但可以继续) |
| 14 | |

续　表

| Borg 计分 | 自我理解的用力程度 |
| --- | --- |
| 15 | 辛苦（沉重） |
| 16 | |
| 17 | 非常辛苦（非常艰苦,感觉非常疲劳） |
| 18 | |
| 19 | 辛苦极了（按目前的速度再也无法继续了） |

就自我感觉而言,适合的运动强度表现为运动时稍稍出汗,轻度呼吸加快但不影响对话,运动次日起床时感觉舒适,无持续的疲劳或其他不适。

（4）最大摄氧量　最大摄氧量是反映人体运动能力的良好指标,需要专业人员通过心肺运动试验测定得出,一般而言冠心病患者进行有氧运动的合理强度应该在最大摄氧量的 50%～80%,超过最大摄氧量 80% 的运动存在一定危险性;身体状况欠佳的患者也可先从最大摄氧量的 40%～50% 开始进行初期适应性锻炼。

总的来说,冠心病患者选择运动强度时最好根据自身情况,在医师的指导下进行,切忌私自随意加大运动量,以上几种方法推荐结合起来综合运用以达到更好的监护效果。

### ③ 冠心病患者如何把握运动时间?

冠心病患者运动时间(不包括准备和放松的时间)在开始阶段可稍短,每次20 分钟,以后随机体对运动的逐步适应,运动时间可逐渐延长至 30～60 分钟。每次运动应有运动前 5～10 分钟的准备活动、运动后至少 5 分钟的放松活动。运动中保持有效心率的时间必须达到 10～30 分钟。由于运动量由运动强度和运动时间这两个因素决定,所以当运动强度较大时,运动时间应该适当缩短;运动强度较小时,持续时间可以适当延长。对于年龄小、病情轻、体力好的患者,可采用较大强度、短时间的运动,而对于老年人和肥胖者,可采用强度小、持续时间长的运动。

### ④ 冠心病患者适宜的运动频率是多少？

研究发现，如果运动间歇超过 3~4 天，已获得的运动效果及积累作用就会减少，随着时间的延长甚至会回到原点或更差。目前国际上多采用 1 周 3~5 次的运动频率，这还要视具体运动量的大小而定，如果每一次的运动量较大，可间隔一两天，但不要超过 3 天，如果每次运动量较小而同时患者身体允许，每天坚持 1 次运动最为理想。

### ⑤ 冠心病患者运动过程中哪些症状需要警惕？

冠心病患者常常由于病情变化或者私自加大运动量等原因导致运动中出现不适症状，当出现下列症状时应停止运动，休息不能缓解应及时就医。这些症状包括：

（1）进行性的胸痛、胸闷，胸、臂、颈肩、下颌，左上肢内侧等部位出现酸痛感、灼烧感、紧缩感或胀痛。

（2）无力、气短、呼吸困难、面色苍白或发绀。

（3）关节痛、肌肉酸胀感明显、疲劳感特别严重。

（4）头晕目眩、视物模糊、眼前黑矇。

（5）走路或站立不稳、运动不协调、缺血性跛行等。

出现以上症状都可能是心脏负荷过重或者身体难以承受的信号，应当引起足够的重视，立即休息或者减少运动量，当症状难以缓解甚至加重，或者反复出现以上症状时，应及时就医。

## 第四节　冠心病患者适宜的运动方式

### ① 冠心病患者如何散步？

散步对于冠心病患者而言是一种非常安全有效的运动形式，其运动量不大，但效果却很明显。美国有研究显示每天步行 3000 米者的冠心病等心脏病发作的风险只有步行 400 米者的一半,经常散步可以调节整个血液循环系统和呼吸系统的功能,防止肌肉萎缩,保持关节的灵活性。此外散步还能提高机体代谢率,中老年人以每分钟 50 米的速度散步,代谢率能提高 48%,如果每天步行 1 小时,走 4000～5000 米,要消耗大约 300 千卡的热量,也有助于体内多余脂肪的消耗,减少动脉粥样硬化。同时散步还有助于消除疲劳,轻快的步行可以缓和神经肌肉的紧张,是治疗情绪紧张的一个理想的"解毒剂"。

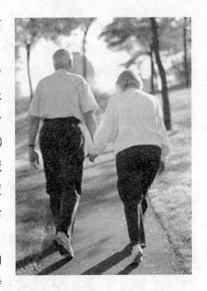

冠心病患者散步的运动量也要根据自己的身体情况,本着循序渐进的原则进行,一般慢步为 2.5～4 公里/小时,中等速度步行为 4～5 公里/小时,快步为 5.5～6 公里/小时。冠心病患者一般采取中等步速,每次步行 30 分钟左右,不宜短于 15 分钟,也不能超过 1 小时,步行过程中患者可根据体力情况休息 1～2 次,每次3～5 分钟,如果情况允许最好每日散步 1～2 次,长期坚持。

冠心病人进行散步锻炼时还需注意:① 冠心病患者散步前应多喝些水,锻炼时最好选择在空气清新、景色优美、场地平整宽敞的地方进行。② 散步时要做到肌肉放松,头正视前方,腰板挺直,步伐从容和缓,防止摔跤。③ 饭后应休息 30 分钟之后再进行。④ 锻炼时间选择黄昏较好,因为心率在黄昏这段时间较平稳且偏低,这时进行散步锻炼,所引起的心血管反应较低,对冠心病患者的健康有利。

## ② 冠心病患者如何慢跑?

慢跑是一种全身性的运动方式,医学权威认为,慢跑是锻炼心脏和全身的好方法,在欧美国家,尤其是在美国、澳大利亚和德国,慢跑是一项极为普及的运动。研究表明,进行轻松的慢跑运动,能增强呼吸功能,可使肺活量增加,提高人体通气和换气能力,慢跑时所供给的氧气较静坐时可多 8～12 倍。练慢跑的老年人，最大吸氧量不仅显著高于不锻炼的同龄老人，而且还高于参加一般性锻炼的老年人。慢跑运动可使心肌增强、增厚，具有锻炼心脏、保护心脏的作用。多年从事慢跑运动的老年人的心脏大小及功能与不参加锻炼的 20 岁的年轻人的心脏无异，这是因为长期坚持锻炼，改善了心肌营养，使得心肌发达，功能提高。此外，慢跑还能消耗体内多余的热量、增强肌肉与肌耐力、促进体内排毒，减轻心理压力、防治骨质疏松、高血压、慢性支气管炎、消化道溃疡、内脏下垂等疾病。

　　虽然慢跑容易取得较好的锻炼效果，但是由于慢跑较步行的体力消耗更大也更为剧烈，因此冠心病患者需要在医师的指导下根据自身情况慎重选择，病情较轻，平时活动量较大的，可以快步行走，在不引起心绞痛发作的基础上，逐渐试行慢跑。体质弱者，平时活动量比较小的患者不要轻易跑，可由散步过渡到慢跑。同时患者也可采取慢跑与步行交替的方法进行，这种锻炼将耐力与强度相结合，比较适合，慢跑的频率可由每隔 1 日 1 次向每日 1 次过渡，每次慢跑持续30～40 分钟即可，慢跑过程中应以不喘粗气、不觉难受、不感头晕，最高心率为每分钟 120 次左右为度。对老年冠心病患者或者体力较差的病人来说，不宜在没有监护的情况下采取此种锻炼方法，以免发生意外。

　　冠心病人进行慢跑锻炼时还需注意：① 慢跑锻炼前要做好准备活动，使全身筋骨松弛以防止心血管意外及肌肉、关节、韧带的扭伤。② 慢跑虽动作简单，但如果姿势不正确，不仅达不到理想的锻炼效果，还有可能给身体带来损害。进行慢跑时最好穿运动鞋和宽松的衣物，要保持上下肢放松，身体前倾，幅度应以自然、舒适为好，一条腿后蹬时，另一条腿屈膝前摆，小腿自然放松，依靠大腿的前摆动作，带动髋部向前上方摆出，落地时以脚跟先着地，然后迅速过渡到全脚掌着地，同时应避免跑步时动作幅度过大或进行侧向运动，以防引起下肢关节损伤。

### ③ 冠心病患者如何爬梯练习？

　　爬梯是很多城市人群每日必不可少的一项活动，同时也是一项非常实用的有氧运动方式，然而很多冠心病患者或许会有这样的感受，经常在爬了一两层楼时就心跳加速、气喘吁吁、肌肉酸胀，甚至有患者在爬梯时经历过心绞痛的发作，因此很多患者会尽量避免爬梯、这大大限制了患者的日常生活活动。爬梯对部分患者而言的确会出现不适,是因为爬楼梯时,由于两臂摆动,腰、背、臀和两腿、两脚的每一个关节、肌肉都在不停地活动,运动量相对较大,研究显示爬楼梯消耗的热能比静坐多 10 倍,比散步多 3 倍,沿着 6 层楼爬上 2～3 次,相当于平地跑 800～1 500 米的运动量。然而爬楼梯是一种不需要特殊场地及设备的很好的运动锻炼方式,经常爬楼梯锻炼,除能提高下肢关节和肌肉的功能外,还有利于促进血液循环、改善心肺功能、促进组织器官的新陈代谢、去脂减肥、降压降糖、调节大脑皮质功能、提高人体免疫抗病能力等。国外有报道称,每日爬 5 层楼梯的人,其心脏病的发病率比乘电梯的人少 25%。

爬楼梯的方法有几种:有单腿上、两腿交替上,有扶栏杆上、不扶栏杆上等。爬楼梯疗法的正确姿势是腰微向前倾,腿脚稍抬高,两臂自然左右摆动,不抓扶手,节奏均匀有力地用左右脚攀登每一个台阶。爬楼梯时,应以慢速、中等强度为宜,以不感到非常吃力和紧张为好;可爬停相间,每爬 1～2 层在楼梯转弯的平台上稍停片刻;每天可锻炼 1～2 次,每次持续时间可控制在 10～15 分钟以内,以感觉周身发热、微微出汗即可。

冠心病人进行爬楼梯锻炼时还需注意以下事项:① 爬楼梯锻炼,最好订一个计划,应由慢到快、由少到多地循序渐进,不要急于求成。② 爬楼梯锻炼前,一定先要进行准备活动以防扭伤,平时可适当进行下肢肌肉的力量训练以为爬梯做基础。③ 此锻炼不宜在早晨、饭后或临睡前进行,下午 4～5 点进行为好。④ 对于下肢关节有病变及平衡能力较差的患者应在家属的陪同下进行,量力而为。

## ④ 冠心病患者如何游泳?

游泳是一项全身性的运动,它的特点是借助水的阻力来增强四肢肌力,改善关节功能。同时游泳时,水的压力可以对肌肉起到很好的按摩放松作用;胸部承受的水压,可使患者通过深呼吸完成呼吸动作,使呼吸肌得到锻炼;在大海、温泉等含有化学物质成分的水中游泳,通过化学物质刺激皮肤的末梢神经及血管,可起到改善血液循环的作用。但是,对于冠心病患者而言,在水中游泳体力消耗会比较大,游泳的水温多在 30℃ 以下,冷水对人体的物理、化学刺激作用,可使血管发生收缩舒张变化,加重心脏负荷、诱发心绞痛等意外发生。因此对冠心病患者来说,在进行游泳运动时应注意:

(1) 游泳前最好到医院进行系统的心肺功能评估。游泳时不要单独行动,有条件的可以先在医师或治疗师的监护和指导下进行训练。

(2) 由于体温、水温有差异,为了缩小差异,必须做好入水前的准备活动。

(3) 游泳的速度、距离、时间要量力而行,一开始不妨先进行水中的行走或姿势控制练习,在水中的时间也不宜过长,40～60 分钟即可。

(4) 游泳前要熟悉游泳环境,避免在空腹时或饱食后游泳,防止意外事件发生。

(5) 对于病情不稳定的冠心病患者,不宜游泳应暂停。

## ⑤ 冠心病患者如何骑车?

自行车既是交通工具又是很好的健身器材,骑车不仅能锻炼人体的下肢力量,随着踏蹬动作频率的变化和地势起伏的不同,骑车者心率的变化会影响血液供给,经常锻炼能使心肌收缩有力,血管壁的弹性增强,肺活量增加,呼吸功能进步。一项调查显示,经常骑车能有效降低 42% 的冠心病发病几率,还能预防和减轻肥胖、2 型糖尿病等。

然而对于很多冠心病患者而言,到室外进行骑车运动伴随着很多风险,首先,冠心病患者一般年龄偏大,运动的协调能力下降,上下自行车容易出现困难;其次,室外路况复杂,且伴随着刮风、下雨、下雪、大雾等影响骑车安全的因素,患者容易紧张,易发生安全事故。因此我们多推荐在室内功率自行车上进行骑车练习,这样对于运动量更容易把握,也更为安全。一般患者可先从 30 W 的功率开始进行训练,每次训练 30 分钟左右,随后根据自身情况逐步增加运动量和时间,对于运动能力较差的患者还可采用间歇式的运动方法,即骑 3～5 分钟后可休息 2 分钟,随后继续反复进行。没有室内运动条件的患者如需进行骑车运动应尽量选择在空旷平整的路段进行,如遇上恶劣自然气候后身体不适时则尽量避免骑车外出。

## ⑥ 冠心病患者如何练习传统功法？

传统功法是我国特有的一种养生术，包括古代"导引"、"吐纳"、"术数"、"行气"、"坐禅"、"摔跤"、"静坐"等。它以阴阳五行、脏腑经络、气血学说为基础，以"气"为动力，在入静和放松状态下，经过调身、调心、调息，进行自我控制、自我调整和自我修复，从而达到防病治病、健身延年的目的。功法练习作用广泛，对人体多系统均有调节功能。长期练功，可以扩张冠状动脉，使心率减慢，降低心肌耗氧量，降低血压，减少心绞痛发作。近年来的研究表明，功法练习还能明显地改善冠心病患者胸闷、心悸、气促等症状，大部分患者心律失常减轻，精神愉快，体力增强，食欲增加，睡眠改善，所以对老年冠心病患者来说尤为适宜。

冠心病患者在进行功法练习时，宜选择能促使心身放松、调整高级神经活动，又能改善心血管系统功能，增强心肌对机体适应能力的功法。一般以静功为主，适当配合一些动功，动静结合。

最常见的静功如放松功，又称调息功，以诱导肌肉和精神放松为主。练功时采用自然仰卧，排除各种杂念，双眼轻闭，自然呼吸。呼气时默念"松"，并主动使全身放松。每次练功 20～30 分钟。一周后使呼吸逐渐柔和而细长，呼气时默念"松"，吸气时默念"静"。

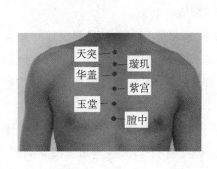

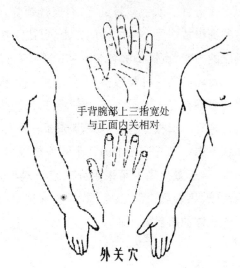

手背腕部上三指宽处
与正面内关相对

外关穴

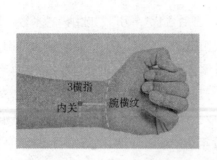

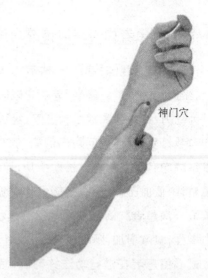

　　动功大体可分为自我按摩和运动两类, 冠心病患者常见的按摩方法有:
① 捏腋前: 将一手拇指放在对侧腋前, 其余 4 指放在腋窝下, 对合用力捏拿腋前
肌肉 0.5～1 分钟。双侧交替进行, 有活血通络、疏经止痛的功效。② 摩揉膻中
穴(两乳头连线中点处): 将右手掌掌根紧贴膻中穴, 适当用力顺时针、逆时针摩
揉 0.5～1 分钟。以局部发热为佳, 能够宽胸理气, 清心除烦。③ 合按内关穴、外
关穴: 将一手的中指和拇指放在另一手的内关穴和外关穴上, 两指对合用力按压
0.5～1 分钟。双手交替进行, 有安神镇静, 和胃理气的功效。④ 点揉神门: 将一
手的拇指放在另一手的神门穴上, 因皮下组织结构较内关更致密, 因此可以稍加
点压的力量, 点揉每侧各 0.5～1 分钟, 有安神养心的功效。

　　运动类功法种类较多, 最常见的是太极拳、八段锦、五禽戏、易筋经等。此类
功法多需在专人指导下成套练习, 其效果也以调整全身功能状态为主, 冠心病患
者在选择时可根据自己的兴趣选择一两种练习即可, 练习时也可根据自己的身
体状况选择某一功法中的几个动作加以练习, 动作应以平缓、体位变化少的动作
为主, 对于重症病人可采用卧式或坐式等姿势进行功法锻炼, 此外, 还应重视陶
冶性情, 尽量解除紧张、焦虑状态, 保持情绪稳定, 心平气和, 从根本上消除病因,
促进机体的康复。

### ⑦ 冠心病患者如何进行力量训练？

　　过去认为心脏病病人或高血压病人禁忌进行力量运动，以免引起血压增高、心肌耗氧增加，诱发心律失常等，但近年来的研究表明只要掌握了恰当的力量训练方法也能给冠心病患者带来诸多益处，首先与有氧运动比较，阻抗力量运动引起的心率反应性较低，主要增加心脏的压力负荷，从而增加心内膜下血流灌注，获得较好的心肌氧供需平衡。此外力量训练还能增加骨骼肌的质量，提高基础代谢率；增强骨骼肌的力量和耐力，改善运动耐力，帮助患者重返日常生活和回归工作。其他慢性疾病包括腰痛、骨质疏松、肥胖、糖尿病等也能从阻抗运动中获益。有证据表明：阻抗运动对于血压已经控制的高血压患者是安全的，对心力衰竭患者亦主张进行阻抗训练。

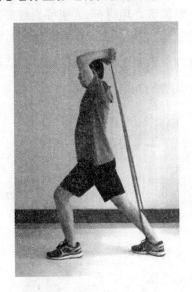
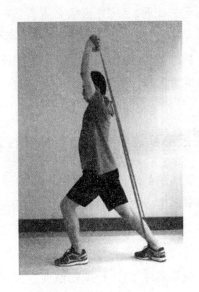

　　目前冠心病的阻抗运动形式多为循环阻抗力量训练，即一系列中等负荷、持续、缓慢、大肌群、多次重复的阻抗力量训练，常用的方法有利用自身体重（如俯卧撑）、哑铃或杠铃、运动器械以及弹力带等进行训练。其中弹力带具有易于携带、不受场地及天气的影响、能模仿日常动作等优点，特别适合基层应用。

　　研究发现30%～50%的一次最大负荷量（在保持正确的方法且没有疲劳感的情况下，一个人仅一次重复能举起的最大重量）运动并不造成过分的心率和血压的升高,相比于有氧运动亦不会诱发更多的心律失常和心肌缺血,因此我们初始推荐强度为:上肢为 1－RM 的 30%～40%,下肢可为 50%～60%,Borg 评分在 11～13 分。进行循环阻抗力量训练时,每次训练可选择 3～5 组肌群进行,每组肌群进行 2～3 个循环,每个循环内进行 8～10 次训练,每个循环间可休息 30～60 秒,训练过程中宜单侧肢体进行,躯体上、下部和左、右侧肢体可交替训练,以减轻心血管应激反应,每周至少训练 2～3 次,每 4～6 周应测一次最大负荷量以监测训练进程确定新的运动训练负荷。应注意训练前必须有 5～10 分钟的有氧运动热身,切记运动过程中用力时呼气,放松时吸气,不要憋气,避免 Valsalva 动作(强力闭呼动作,即深吸气后紧闭声门,再用力做呼气动作,呼气时对抗紧闭的会厌,使胸内压增加,从而影响血液循环和自主神经功能状态)。

　　阻抗力量运动的时期选择:经皮冠状动脉介入治疗(也称作冠脉支架植入)术后至少 3 周,且应在连续 2 周有监护的有氧训练之后进行;心肌梗死或冠状动脉旁路移植(也称作冠脉搭桥)术后至少 5 周,且应在连续 4 周有监护的有氧训练之后进行;冠脉搭桥术后 3 个月内不应进行中到高强度的上肢力量训练,以免影响胸骨的稳定性和胸骨伤口的愈合。

## ⑧ 冠心病患者如何进行柔韧性训练?

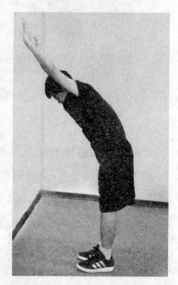

　　骨骼肌的最佳功能需要患者的关节活动维持在应有的范围内。保持躯干上部和下部、颈部和臀部的灵活性和柔韧性尤其重要,如果这些区域缺乏柔韧性,会增加慢性颈、肩、腰、背痛的危险。老年人普遍柔韧性差,进行柔韧性训练可以有效松弛僵硬的肌肉,防止肌肉痉挛,减轻肌肉疲劳,提高身体的灵活性和协调性,避免运动过程中的运动损伤。柔韧性训练的原则应以缓慢、可控制的方式进行,并逐渐加大活动范围。

　　训练方法:每一个部位拉伸时间 6～15 秒,逐渐增加到 30 秒,如果可以耐受可增加到 90 秒,期间正常呼吸,强度为有牵拉感觉同时不感觉疼痛,每个动作重复3~5次,总时间10分钟左右,每周进行2~3次,也可在每次有氧运动前后进行柔韧性练习达到热身和放松的目的。

　　进行柔韧性训练要避免过度用力以免软组织拉伤,对于以往有关节活动受限、肌肉挛缩或伴有疼痛的患者更不可以强求,尽量动作柔和,也不需要勉强去达到特定的拉伸范围。

# 第五节　特殊情况下的冠心病患者如何运动

## ① 急性心肌梗死后如何安排活动?

　　目前认为,对于急性心肌梗死后患者只要无活动禁忌证,就应该早日进行康复活动,这对于患者的预后极为有利。曾有一位急性心肌梗死溶栓的患者跟我讲,他在心梗后住院期间足足卧床20多天未敢活动,结果出院开始下床时两腿无力,后来是被抬回家的。长期卧床除会导致患者运动能力的急速下降外,还能导致血容量减少、血液流速降低、血液黏滞度增高以及血管调节能力减退等,影响患者的康复,因此早期的运动康复极为必要。但急性心肌梗死早期康复活动应在医护人员的指导下进行,并要强调个体化原则,一般早期可以进行的项目可参考以下方案:

　　第1~2天:卧床休息,被动变换体位,被动活动所有肢体关节,患者醒时踝跖屈伸或活动手指等小关节,并进行两次10 min的腹式呼吸训练;

　　第3~4天可主动变换体位,在辅助下尝试坐起;

　　第5天起可自行尝试坐起,床边洗漱进食等活动;

　　第6天起可坐起在床边主动活动肢体,并使用床边便桶;

　　第8天可尝试站起,并在床边站立15分钟左右,轻微活动肢体,每天3次;

　　第9天可尝试在床边走动;

　　第10天可在室内活动,尝试步行50 m左右;

　　第11天可以增加至80米;此后的活动量可逐渐增加,但一定注意循序渐进,坚持锻炼。

对于增减运动量的选择可以参考心率,如果患者在训练过程中并无任何不适,运动时心率增加小于 10 次/分,则可以在次日增加运动量,心率增加在 20 次/分左右,则可维持相同运动,若心率增加大于 20 次/分或出现任何不适则减少运动量或停止运动。

### ② 心力衰竭患者如何进行运动?

心力衰竭患者的康复多选择在稳定期进行,一般心功能在Ⅰ～Ⅲ级的患者可进行运动康复,而心力衰竭急性期患者的康复则与急性心肌梗死的患者类似。心力衰竭患者进行运动康复的主要目的在于尽可能减轻患者临床症状、提高运动能力、延长寿命、提高生活质量。

**纽约心功能评分量表**

| 心功能分级 | 症　状 |
|---|---|
| Ⅰ级 | 患者患有心脏病,但活动量不受限制,平时一般活动不引起疲乏、心悸、呼吸困难或心绞痛 |
| Ⅱ级 | 心脏病患者的体力活动受到轻度的限制,休息时无自觉症状,但一般体力活动下可出现疲乏、心悸、呼吸困难或心绞痛 |
| Ⅲ级 | 心脏病患者体力活动明显受限,小于平时一般活动即引起上述的症状 |
| Ⅳ级 | 心脏病患者不能从事任何体力活动。休息状态下出现心衰的症状,体力活动后加重 |

心功能Ⅰ级的患者平时没有自觉症状,能进行一般体力活动,仅在剧烈运动或过度疲劳时才有心悸和呼吸困难,左室射血分数多在 60% 以上,该类患者可进行慢速的爬楼梯、步速在 7.2～8 公里/小时的步行、车速在 14.5～16 公里/小时的踏车和游泳等运动,运动劳累程度 Borg 评分控制在 13～15 分为宜。

心功能Ⅱ级的心力衰竭患者在轻度活动下并无不适,中度活动时才出现心悸、劳累、呼吸困难,左室射血分数多在 40%～60%,该部分患者可进行步速在 4.8～6.4 公里/小时的步行、车速在 10～13 公里/小时的踏车、太极拳和较轻松的健美操等运动,运动劳累程度 Borg 评分控制在 9～11 分为宜,活动时心率增加一般不超过 20 次/分。

心功能Ⅲ级的心力衰竭患者在轻度活动时就出现心悸、劳累、呼吸困难,一般心室中度增大,常常伴有下肢水肿,左室射血分数多在 40% 以下,但不低于 20%,该部分患者心肺功能严重受限,一般可进行静气功、腹式呼吸、放松疗法等训练,同时还可做不抗阻力的四肢活动,运动劳累程度 Borg 评分控制在 7 分左右为宜,活动时心率增加一般不超过 10～15 次/分。

以上心力衰竭患者进行运动初始时间可控制在 5～10 分钟,逐步可增加至 30～40 分钟,若运动强度增大时可选择间歇性的运动方式,每运动 2～5 分钟后休息 1～2 分钟,然后再继续同等强度下的运动,以此循环进行,该方法既保证了一定的运动强度,又不至于产生明显的疲劳不适,也能达到很好的锻炼效果。

心力衰竭患者的运动康复也要严格遵循个体化、循序渐进的原则进行,由于心力衰竭患者的心力储备有限,很多患者还常常合并肺部感染、下肢水肿等并发症,因此在进行运动时一定要量力而行,不可引起不适或症状加重。

**注:**Borg 评分表请参见本书第三章第三节"冠心病患者如何把握运动强度"。

### ③ 下肢关节受损的患者如何运动?

在日常生活中,很多的冠心病患者都有下肢骨性关节炎、类风湿关节炎或者既往有骨折外伤病史等,很多患者不仅伴随着关节肌肉的疼痛,下肢活动范围受到限制,而且下肢肌肉也出现了不同程度萎缩和关节的挛缩等,大大限制了患者的活动。对于这些患者我们该如何进行心脏康复训练呢? 其实对于这部分患者,可以本着全面康复的原则,兼顾骨关节疾病和冠心病的康复。对于下肢关节受损的患者而言,可在早期进行相应关节的被动活动,活动时要注意放松肌肉,避免疼痛产生,在此基础上可进行帮助下的或者不负重的主动活动。同时为了防止肌肉萎缩,增强关节的稳定性,我们可以进行一定的肌力训练,一般我们以静力性练习为主,简单讲就是在保证受损关节不动的情况下进行肌肉的用力,这样既能避免关节活动引发的疼痛等,又不明显增加关节的负荷。因为在不同的角度下做功的肌肉可能不同,所有进行静力性练习时还可以在不引起关节疼痛的范围内从不同角度进行练习,一般认为肌肉保持最大收缩6～10秒时能很好地增加肌肉力量,但在训练过程中要保持呼吸的均匀,不可憋气,也不可过分全身用力,若出现头晕、耳鸣等不适时立即停止训练,同时检测血压和心率变化情况。对于冠心病来说,单单的肌力训练还不够,我们还需要提高整体的运动耐力,促进心肺功能的提高。对于关节受损的患者而言,应避免登山、爬梯等运动,可以选择匀速的踏车运动进行练习,游泳也不失为很好的运动形式,此外像以上肢运动为主的划船、摇臂、坐位下的体操等也是不错的选择。

## ④ 伴有骨质疏松的患者如何运动?

骨质疏松症是老年人,尤其是老年妇女,最常见的代谢性骨病。冠心病患者由于食欲减退、活动量小,常使骨质疏松的症状更明显,危害也更大。反之,一些骨质疏松患者对运动敬而远之,害怕不小心就会跌倒骨折,因此特意减少身体的活动,这进一步加强了冠心病危险因素的作用,使"废用"的现象更趋严重。但实际上,预防和改善骨质疏松及冠心病的方法,恰恰就是运动。早在1989年,世界卫生组织就提出预防骨质疏松的三大原则:补钙、运动疗法和饮食,而运动对于冠心病患者的益处上文更是进行了详细的阐述。伴有骨质疏松的冠心病患者,骨骼比较脆弱,运动时要格外小心,能做的运动主要包括以下四种:

(1)力量练习　最简便易行的方式就是练习"蹲起"。背靠着墙壁或者床头,两腿分开齐肩,像"扎马步"一样,缓缓蹲下,一般膝盖不过脚尖,稍微保持后再慢慢站起,如此反复,这样可以很好地锻炼下肢肌肉及骨力量。至于上肢,可将手掌撑在墙上或者桌子上,做俯卧撑动作。同时腰背肌训练对于骨质疏松患者来说也极为重要,常见的是患者可仰卧于床上,双腿屈曲撑于床面,将屁股缓慢抬离床面,保持后再缓缓放下。以上动作保持时间在5～10秒,以8～10次为一组,每日3～5组为宜。训练过程中也要注意配合呼吸,一般用力时呼气,放松时吸气。此外,如果有条件,也可以买一些小哑铃、弹力带等进行力量训练。

(2)耐力运动　慢跑、步行、骑车等运动均有刺激骨形成和抑制骨吸收的作用,对于冠心病患者而言,步行是适用范围较广的运动形式,同时游泳或在水中步行对合并骨质疏松的冠心病患者来说也较为适合。在进行运动时患者可结合自身情况参考上文对运动量进行把握，切记不可过度运动或长时间重复同一种运动以免增加心血管意外和骨折的风险。

（3）平衡训练　骨质疏松患者最常面对的风险就是摔倒，因此平衡训练对于防止骨折，增加运动的安全性也极为重要，通常我们可采用单腿支撑站立、单腿前后迈步、侧方迈步、坐或者站立下的各方向够物或者抛接球训练，同时像太极拳，水中迈步等也是增强平衡能力非常好的运动方式。在进行平衡训练时要避免体位的快速变化，尽量放松，注意力集中，同时要注意做好保护措施，最好有人陪同，以免跌倒等意外发生。

## ⑤ 高龄体弱患者如何运动？

高龄体弱的冠心病患者往往有其自身的特点，这部分患者往往心肺功能较差，运动能力低下，同时伴有很多并发症，运动的意愿也很低，在运动的方式、运动强度和运动的依从性等方面会有一定的限制，但同时我们也需要知道这部分患者最大的康复意愿不是能够跑步，也不是能够参加工作，而是能够做到最基本的生活自理。因此，这部分冠心病患者在进行心脏运动康复时首先是要鼓励他们动起来，让他们参与到基本的日常生活活动中去。对于长期卧床的高龄体弱患者，先从床上的运动开始，如卧位下的上肢抬举、下肢蹬踏动作等，并逐步练习床上的靠坐、床边垂腿坐、床边站立、床边行走等。同时在患者具备一定活动能力后鼓励他们自己进行洗漱、吃饭、穿衣等自理活动，也可做一些轻家务如洗碗、铺床等。对于运动能力尚可的高龄体弱冠心病患者推荐进行适当的步行和爬梯运动，运动时最好有人陪伴保护，可在陪护人员的带领下进行户外行走或者超市购物等活动，这样更有利于增强患者运动的积极性。需要注意的是：高龄体弱患者最初的运动量宜小，运动强度和时间的调整需要缓慢进行，一般可间隔10～15天，根据患者的情况适当增加运动强度或者运动时间，运动时心率增加10次/分左右即可，运动总时间一般控制在30～35分钟。

## ⑥ 冠心病患者外出旅游应注意什么?

旅游可以开阔视野,增进知识,陶冶性情,享受人生,调剂生活,增乐添趣,对身心健康是十分有益的。很多冠心病患者在退休之后都希望能够到处走走看看,一览祖国的大好河山,但常常又由于心脏疾病的原因而不免担心。其实,冠心病患者只要根据自己的健康状况,选择好合适的活动范围和项目,做好充足的准备就可避免意外的发生。冠心病病人外出旅游时,要注意以下几点:

(1) 旅游前患者可进行一次全面体检,根据专科医生意见确定病情是否能够进行长途旅游。

(2) 旅游时最好携带自己的病情简介,心电图及冠心病急救用药,如硝酸甘油、速效救心丸、麝香保心丸等,旅游途中应有人陪伴,如有不适,应立即就近医院诊治,省得贻误病情。

(3) 选择好旅游时节。旅游应尽量选择在春末、夏初或秋季。避免因寒冷或酷暑诱发冠心病发作。

(4) 选择好旅游地点。旅游地点应选择在环境优美、空气新鲜、人员较少的地方,避免爬山、漂流等运动量较大或较为刺激的运动项目。

(5) 旅游时应避免过度疲劳、饱餐和情绪激动,每日活动时间不超过 6 小时,保证充足的睡眠时间,如遇到刮风、炎热或湿度过大、阴雨等情况,应及时进行自我调整。

(6) 选择安全、平稳的交通工具,旅游交通工具以火车为宜,少乘飞机或长途汽车等,最好不坐夜车,以免影响休息,途中每 1~2 小时活动一下腿部。旅馆应选择安静、舒适的地方,不应离医院太偏远,以免发生意外时寻医不便。有条件者最好参加有保健医生随行的旅游团。

(7) 要注意劳逸结合,旅途宜短不宜长,活动强度宜弱不宜强,时间不宜安排太紧,旅游过程中要保持良好的心态,以防情绪因素而导致冠心病发作。

(8) 旅游途中,必须按时服药,进食要注意清洁卫生,容易消化,不吃生冷不洁的所谓土特产。

## ⑦ 冠心病患者可以进行性生活吗？

男女进行性生活涉及神经兴奋、肌肉运动等一系列生理活动，对于冠心病患者的心肺功能和运动能力有一定的要求，然而，只要心脏不是风中"残烛"，还是完全可以胜任的。美国心脏病专家曾对 101 名男性患者的日常活动和性生活进行心电遥测监护，发现性生活在达到高潮时最快心率平均为 117 次/分左右，在进行散步、爬楼梯等活动时平均心率为 120 次/分，两者的活动量基本相当。甚至有研究发现，年龄在 60 岁上下，冠心病发作或手术后 7～8 周的患者中，有 61% 的人在过性生活后心脏病病情无改变，31% 的人甚至有改善。因此，有研究者认为心脏病病人的性生活通常不必限制。然而很多冠心病患者经常错误地认为性生活会诱发心脏病发作，这也在一定程度上对年龄相对较轻及对性生活有正常生理需求的患者造成心理负担和困扰，事实上性生活诱发冠心病发作的情况很少发生。

在一般情况下，建议患者出院 2～4 周后可以重新开始性生活，其中支架植入术后患者出院后 1 周，心脏搭桥患者术后 6～8 周可尝试性生活。如果患者能够在 10～15 秒之内爬完 20 步楼梯未感呼吸急促、胸痛等症状，每分钟心跳与安静时相比增加不超过 20～30 次，进行性生活是相对安全的。

当然，心脏作为举足轻重的脏器一旦发生意外，自然不是闹着玩的。冠心病患者进行性生活还需注意以下几个方面：

（1）避免在劳累、精神不振、情绪不佳、过度紧张兴奋时和饱食、饮酒后进行性生活。

（2）每次性生活时间不宜过长，应适当缩短，控制在 15 分钟内为宜，性生活次数可根据每个人的病情、体质来把握，一般每周不超过 1 次，以次日不觉疲劳为度。

（3）进行性生活时动作不宜过大，注意把握运动强度，应选择较为省力的体位或方式，如采取侧卧位或者下位等。

（4）进行性生活前不妨事先预防性地服用速效救心丸之类的改善冠状动脉血流量的药物，以防心绞痛发作。

（5）如果患者在性生活时出现心绞痛或者其他相关不适，应及时停止并就医。要特别提醒的是：西地那非类药物与硝酸甘油严禁同时使用，以避免导致生命危险。此外，某些治疗冠心病、高血压的药物可能对患者性功能有影响，如果发生，应及时更换药物。

# 第四章 冠心病饮食与用药

## 第一节 冠心病患者如何健康饮食

**①冠心病患者的饮食原则是什么?**

限制动物脂肪和胆固醇的摄入。动物脂肪中含饱和脂肪酸多,所以冠心病患者应少用或不用动物脂肪。植物脂肪中含不饱和脂肪酸较多,不饱和脂肪酸有降低血胆固醇,防止动脉粥样硬化加重的作用,所以冠心病患者应尽量选用植物油烹调,尤其是菜油、茶油、芝麻油、玉米油。胆固醇是导致动脉粥样硬化的重要原因之一,所以,饮食中要限制胆固醇的摄入,尤其是各种动物的脑、肝、肾,及蛋黄、虾、蟹黄、鱼子等高胆固醇食物。

限制食盐的摄入。盐可以增加血容量,并通过内分泌和体液等因素使血压升高,加重动脉硬化,增加心脏负担。冠心病患者,尤其是发生心力衰竭时,更应限制食盐的摄入。通常情况下,每日进食的食盐量应控制在3~5克为宜。

多吃富含维生素和食物纤维的食物。新鲜蔬菜、水果、粗粮是维生素和食物纤维的丰富来源。维生素特别是维生素 C 对脂类代谢有一定的影响,它能加快胆固醇转变成胆酸的速度,增强对膳食中胆固醇的吸收。富含维生素 C 的食物主要是绿叶蔬菜、橘子、大枣等。食物纤维可防止便秘,并可促使酸从粪中排出,以降低血胆固醇含量,从而起到防治冠心病的作用。

多吃植物蛋白类食物。多吃大豆蛋白,可使血胆固醇下降。因此,我们在既要求低脂肪、低胆固醇饮食，又要一定营养时，就必须使每日植物蛋白和动物蛋白摄入量的比例控制在3∶1左右为宜。

日常可多吃些有利于降血脂和改善冠心病症状的食物。如大蒜、洋葱、山药、柿子、香蕉、淡菜、西瓜、葵花子、黑芝麻、黑木耳、大枣、豆芽、荞麦、冬瓜、鲤鱼、蜂蜜等食物。

其他注意事项。冠心病患者饮食宜少量多餐，切忌暴饮暴食，晚餐也不宜吃得过饱，否则易诱发急性心肌梗死。

## ② 冠心病患者有何营养需求？

对于冠心病患者来说，除了平时坚持药物治疗外，饮食调理方面也是需要格外用心的。冠心病患者在饮食口味上应该以清淡为主，少食咸、腥、辣。冠心病患者，尤其是合并高血压者，食盐的摄入量每天控制在5克以下，可随季节活动量适当增减。例如：夏季出汗较多，户外活动多，可适当增加盐的摄入量。冬季出汗少，活动量相应减少，应控制盐的摄入。冠心病饮食还要注意限制脂肪的摄入，控制单糖和双糖的摄入。占总热量60%～70%的碳水化合物主要来源应以米、面、杂粮等含淀粉类食物为主，尽量少吃纯糖食物及其制品。脂肪的摄入应限制在总热量的30%以下，以植物脂肪为主，适当地吃些瘦肉、家禽、鱼类。注意在膳食中应控制胆固醇的摄入，胆固醇的摄入量每天应少于300毫克。蛋白质和维生素也是冠心病患者日常饮食最需要补充的两种营养。冠心病患者饮食还要注意蛋白质的摄入，以植物蛋白为主。蛋白质是维持心脏必需的营养物质，能够增强抵抗力，但摄入过多的蛋白质对冠心病不利。因为蛋白质不易消化，能够加快新陈代谢，增加心脏的负担。冠心病患者还要注意补充足够的维生素、无机盐和微量元素。膳食中应注意多吃含镁、铬、锌、钙、硒元素的食品。如含镁丰富的食品有小米、玉米、豆类及豆制品、枸杞、桂圆等。镁可以影响血脂代谢和血栓形成，促进纤维蛋白溶解，抑制凝血或对血小板起稳定作用，防止血小板凝聚。

### ③ 适宜冠心病患者食用的主食有哪些？

燕麦：燕麦富含亚油酸、燕麦胶和可溶性纤维，能降低血清总胆固醇、甘油三酯等物质含量，能消除沉积在血管壁上的低密度脂蛋白，防治动脉粥样硬化。

玉米：玉米性平，味甘甜，有开胃、利尿、利胆、降压的功效。玉米含有的脂肪中，亚油酸含量高达 60％，还含有卵磷脂和维生素 E 等，具有降低血清胆固醇，防治高血压、动脉硬化，防止脑细胞衰退的作用，有助于血管舒张，维持心脏的正常功能。

大豆：大豆性平，味甘甜，有健脾宽胃、润燥消水的功效。富含皂草碱的纤维素和不饱和脂肪酸，具有降低血中胆固醇，防治高脂血症、动脉粥样硬化症和冠心病的作用。

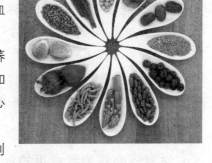

荞麦：荞麦含有芦丁、叶绿素、苦味素、荞麦碱及黄酮物质，具有降血脂、降血压，加强和调节心肌功能，增加冠状动脉血流量，预防心律失常等作用。

绿豆：绿豆性寒，味甘甜，有清热解毒、利尿消肿及消暑的功效。常食可以降低胆固醇水平、体内脂肪，可以减少动脉中粥样斑块，还可用于防治冠心病、高血压以及夏季中暑。

甘薯：甘薯含有丰富的糖类、维生素 C 和胡萝卜素，能提供大量的黏多糖和胶原物质，可以有效地维持动脉血管的弹性，保持关节腔润滑，防止肾脏结缔组织萎缩。经常食用可预防脂肪沉积、动脉硬化等。

花生：花生含有大量的氨基酸和不饱和脂肪酸，经常食用能够防止动脉硬化。

### ④ 适宜冠心病患者食用的蔬菜有哪些？

茄子：茄子含有丰富的维生素，紫色茄子还含有维生素 $B_3$。常吃茄子可以防止胆固醇升高，茄子纤维中含有皂草碱，可增加微血管的弹性。

胡萝卜：胡萝卜含有丰富的胡萝卜素和多种营养素，实验证明可增加冠状动脉血流量，降低血脂，促进肾上腺素合成，因而具有降血压、强心等效能。

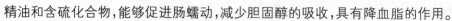

芹菜：芹菜主要含有挥发油、甘露醇等，具有降压、镇静、健胃、利尿等作用。

韭菜：韭菜含有丰富的纤维素，挥发性精油和含硫化合物，能够促进肠蠕动，减少胆固醇的吸收，具有降血脂的作用。

洋葱：洋葱含有刺激溶纤维蛋白活性成分，能够扩张血管，降低外周血管和心脏冠状动脉的阻力，能够对抗体内儿茶酚胺等升压物质以及促进钠盐排泄等。实验证明，冠心病患者每日可食用 100 克洋葱，其降低血脂作用较好。

菇类食用菌：蘑菇等食用菌富含蛋白，低脂肪，不含胆固醇，具有明显的降脂降压作用。黑木耳能够防止血栓形成，防止动脉硬化和冠心病。

藻类：海带、紫菜、海蜇、石花菜等，均含有丰富的矿物质和多种维生素，尤其是褐藻酸盐类具有降压作用，淀粉类的硫酸酯具有降脂功能。

## ⑤ 适宜冠心病患者食用的水果有哪些？

苹果：苹果主要含大量的碳水化合物、维生素 C、少量的脂肪和蛋白以及微量元素等。苹果中的纤维素可以促进胆汁酸的排泄，对于冠心病、高血压及动脉硬化有较好的防治作用。

西瓜：西瓜含有大量的氨基酸、果糖、葡萄糖、蔗糖、盐类、维生素 C 等，能降低血压，对冠心病的防治大有益处。

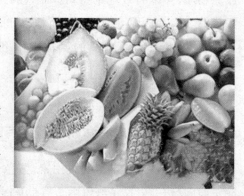

山楂：山楂中含山楂酸、柠檬酸、胡萝卜素、维生素等，有较明显的降压作用，还可以增加冠状动脉血流量，对心肌缺血有一定的作用。另外，山楂还有较强的降血脂的作用，能较好地预防冠

心病的发作。

香蕉:香蕉富含碳水化合物、各种维生素,适于高血压及心脏病病人食用。尤其对大便秘结病人更为适用,可以减少冠心病的诱发因素。

猕猴桃:猕猴桃含有丰富的维生素、有机酸,对于消化不良、食欲不振、高血压、冠心病有较好的治疗与预防作用。

## ⑥ 适宜冠心病患者食用的肉类有哪些?

兔肉:兔肉与一般畜肉的成分有所不同,其特点是:含蛋白质较多,每百克兔肉中含蛋白质21.5克;含脂肪少,每百克仅含脂肪0.4克;含有丰富的卵磷脂;含胆固醇较少,每百克含胆固醇只有83毫克。由于兔肉含蛋白质较多,营养价值较高,含脂肪较少,是冠心病患者比较理想的肉食。

牛肉:牛肉的营养价值仅次于兔肉,每百克牛肉含蛋白质20克以上,牛肉蛋白质所含的必需氨基酸较多,而且含脂肪和胆固醇较低,因此,特别适合高血压、血管硬化、冠心病和糖尿病病人适量食用。

鱼肉:一般畜肉的脂肪多为饱和脂肪酸,而鱼的脂肪却含有多种不饱和脂肪酸,具有很好的降胆固醇作用。所以吃鱼肉既能避免肥胖,又能防止动脉硬化和冠心病的发生。

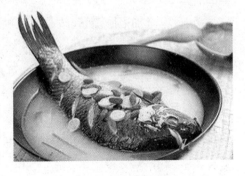

鸡肉:每百克鸡肉含蛋白质高达23.3克,脂肪含量只有1.2克,比各种畜肉低得多。所以,冠心病患者适当吃些鸡肉也较适宜。

羊肉:羊肉本身是温热性食物,在药理上讲具有温中、助阳、散寒等作用,而部分冠心病患者属于阳虚、气血虚或者痰湿体质,这部分患者常常怕冷、消化不良或者虚胖,羊肉的温热性正好可以有所帮助,尤其是冬天食用最好。

## ⑦ 适宜冠心病患者食疗的中药有哪些？

**山楂**：既能抗心肌缺血，又能降血压、降血脂，是较理想的防治冠心病食疗药，尤适宜于兼高血压、高脂血症者。每日食用9～15克。

**薤白**：又称野蒜、小蒜，为中医治疗胸痹、心痛之常用药，有理气、宽胸、通阳、散结的作用。常用于冠心病证属阳虚、气滞或痰浊者。每日服用9～12克。

**百合**：有宁心安神和润肺止咳作用。冠心病症见心烦、心悸、失眠者可常服食本品。每日服用9～30克。

**龙眼肉**：即桂圆肉，有补心脾、益气血的作用。凡冠心病而心气虚证候较明显者，可常服食本品。每日服用9～30克。

**桑葚**：有滋阴补血、生津润肠作用。冠心病而有阴虚表现或便秘者可常服食。每日服用9～15克。

**茯苓**：能补脾渗湿，宁心安神。适用于冠心病证属心气虚而症见心悸、失眠者。每日用6～12克。本品有抱松根而生者，称为茯神，其宁心安神作用尤佳。

**酸枣**：有养心安神作用，其中尤以酸枣仁作用最佳。冠心病有心悸者可服用本品。每日用量为9～30克。

**菊花**：有增加冠脉流量、改善心肌供血的作用。对冠心病有一定的疗效。常用量为9～15克。

**桃仁**：有活血化瘀及通便作用。可用于冠心病证属血瘀者。常用量为6～9克。

**肉桂**：有助阳散寒、温通经脉作用。冠心病证属阳虚、寒凝、血瘀者，可适量服用。本品有抗心肌缺血及抑制血小板聚集的作用，对防治冠心病有利。常用量为1.5～4.5克。

**干姜**：有散寒温经、回阳通脉等作用。冠心病证属阳虚、寒凝者可服用。常用量为3～9克。

**大蒜**：大蒜的有效成分能抑制动脉粥样硬化的发展，并有降血脂、抗血凝作用。冠心病患者宜常服食。

**海藻、昆布**：二者均有降血脂、降血压作用，可减轻动脉粥样硬化。冠心病合并高脂血症、高血压者可常服食。

## ⑧ 地中海饮食是否适合冠心病患者?

地中海饮食泛指希腊、西班牙、法国和意大利南部等处于地中海沿岸的南欧各国以蔬菜、水果、鱼类、五谷杂粮、豆类和橄榄油为主的饮食风格。研究发现地中海饮食可以减少患心脏病的风险,还可以保护大脑免受血管损伤,降低发生中风和记忆力减退的风险。

地中海饮食的构成包括:较多的新鲜水果、蔬菜(根茎类和绿叶类)、全谷物(小麦、面包、米饭等)、鱼类(富含 Ω3 脂肪酸);每周吃两次鱼或者禽类食品;少量红肉(猪牛羊,尤其是精瘦肉);低脂乳制品替代高脂乳制品;应用植物油(橄榄油、菜子油),混有亚麻籽及菜子的黄油或合成油;进食坚果(核桃、杏仁、榛子)。

在烹饪中,地中海饮食要求对食物的加工尽量简单,并选用当地、应季的新鲜蔬果作为食材,避免微量元素和抗氧化成分的损失;推崇进餐时适量饮用红酒,男性每天不超过两杯,女性不超过一杯。除平衡的膳食结构之外,地中海饮食还强调适量原则和身心健康,坚持运动,控制体重,亲友间体会着一起进餐的身心愉悦,分享着乐观的生活态度。

# 第二节　冠心病危险因素的饮食控制

## ① 糖尿病患者饮食注意事项

糖尿病患者的主食一般以米、面为主,但是粗杂粮如燕麦、麦片、玉米面等,有较多的无机盐、维生素,又富含膳食纤维,膳食纤维具有减低血糖作用,对控制血糖有利。

糖尿病患者的蛋白质来源,大豆及其豆制品为好,一方面,其所含蛋白质量多质好;另一方面,其不含胆固醇,具有降脂作用,故可代替部分动物性食品,如肉类等。

糖尿病患者在控制热量期间,仍感饥饿时,可食用含糖少的蔬菜,用水煮后加一些佐料拌着吃。由于蔬菜所含膳食纤维多、水分多,供热能低、具有饱腹作用，是糖尿病患者必不可少的食物。

禁用食物有白糖、红糖、葡萄糖及糖制甜食，如糖果、糕点、果酱、蜜饯、冰激凌、甜饮料等。另外，含碳水化合物较多的土豆、山药、芋艿、藕、蒜苗、胡萝卜等少用或食用后减少相应的主食量。

富含饱和脂肪酸的猪油、牛油、羊油、奶油、黄油等少用，最好不用。可用植物油代替部分动物油，花生、核桃、芝麻、瓜子中含脂肪也相当多，尽量不吃或少吃或减少油类摄入。

蛋黄和动物内脏如肝、脑、腰等含胆固醇相当高，应尽量少用或不用。

大多数水果中含葡萄糖、果糖，能使血糖升高，故在血、尿糖控制相对稳定时，空腹血糖<7.8 mmol/L 或餐后 2 小时血糖<10 mmol/L 时，可在两餐或临睡前食用，但也要减少相应主食。

酒类，主要由于含酒精，产热高，而其他营养素含量很少，因此最好不饮酒。

对于胰岛素依赖型的患者，同样需要在医生和营养师的指导下严格执行饮食控制，对冠心病患者而言，除了较严格的饮食控制外，忌食动物内脏、蛋黄、鱼子等，严格控制动物油如黄油、猪油、牛油等，其中的饱和脂肪酸对预防动脉粥样硬化不利。

对于合并肾脏功能不全的糖尿病患者，除控制总热量外，应根据病情注意少盐、无盐或少钠及蛋白质的摄入量，蛋白质供应不宜过高，并且忌食豆制品。对于尿毒症应低蛋白饮食，蛋白质每天在 30 克左右，主食以麦淀粉代替米、面，蛋白质供给首选优质蛋白质，如牛奶、鸡蛋、瘦肉等。

## ② 高血压患者饮食注意事项

高血压饮食限制钠盐的摄入，饮食应以清淡为宜，少吃咸食，吃盐过多，会使血管硬化和血压升高，每天吃盐应以 5 克以下为宜。

高血压饮食少吃甜食，甜食含糖量高，可在体内转化成脂肪，容易促进动脉硬化。

高血压饮食少吃动物脂肪，动物含胆固醇量高，可加速动脉硬化。如肝、脑、心等应少吃。

高血压戒烟少酒，有烟酒嗜好的高血压患者，会因烟酒过多引起心肌梗死、脑中风。

高血压饮食宜多食含钾食物，在体内能缓冲钠的含钾食物有黄豆、小豆、番茄、西葫芦、芹菜、鲜蘑菇及各种绿叶蔬菜；水果有橘子、苹果、香蕉、梨、猕猴桃、柿子、菠萝、核桃、西瓜等。

高血压饮食宜多吃含优质蛋白和维生素的食物，如鱼、牛奶、瘦肉、鸡蛋、豆类及豆制品。

高血压饮食宜食含钙食物，高血压患者每天坚持食入高钙食物，能使 2/3 左右的人收到明显的降压效果。含钙的食物很多，如乳制品、豆制品、芝麻酱、虾皮、海带、骨头汤、黑木耳、核桃、沙丁鱼、鸡蛋等均含钙丰富。

## ③ 高脂血症患者饮食注意事项

限制总热量的摄入：除了限制脂肪外，提供热量的碳水化合物也应适当限制，也就是每天的主食要有所控制，做到每餐食无求饱，而且多吃富含膳食纤维和维生素而热量较低的粗粮（如全麦面粉等）、杂粮（如豆类杂面等）和新鲜绿叶蔬菜。宜多食含蛋白和维生素的食物，如鱼、牛奶、瘦肉、豆制品等。

限制钠盐的摄入：饮食应以清淡为宜，少吃咸食。吃盐过多，会使血管硬化和血压升高。每天吃盐应在 5 克以下为宜。

限制食物性胆固醇的摄入：限制胆固醇的摄入。降低低密度脂蛋白胆固醇和总胆固醇，是防治动脉粥样硬化的关键。虽然体内的胆固醇不全来自食物，但是限制胆固醇的摄入是降低高胆固醇血症所必需的。食物中含胆固醇丰富的是鸡蛋黄、蟹黄和各种动物内脏，这些食物应尽量少吃。如一个蛋黄就含胆固醇200～300 mg，这就是每天胆固醇摄入的最高量。

限制脂肪的摄入：食用的脂肪包括动物脂肪和植物脂肪，前者主要含饱和脂肪酸，摄入过多可升高胆固醇，应该严格限制，使其不超过每天总热量的 7%。后者虽然是不饱和脂肪酸，但因其提供较高的热量，也应该适当限制，以每天不超过20～25 g 为宜。全部脂肪热量不超过摄入总热量的 30%。

提倡科学的烹调方法：菜肴以蒸、煮和凉拌为主，炒菜少放油，尽量不煎、炸食品,少吃人造奶油食物。

少吃甜食:甜食含糖量高,可在体内转化成脂肪,容易促进肥胖和动脉硬化。

戒烟忌酒:有烟酒嗜好的患者,会因烟酒过多引起心肌梗死、脑中风等。

## ④ 高尿酸血症患者饮食注意事项

正常情况下,人体每天尿酸的产生和排泄基本保持动态平衡,凡是影响血尿酸生成和(或)排泄的因素均可以导致血尿酸水平升高,甚至引起痛风。进食高嘌呤食物如肉类、海鲜、动物内脏、浓肉汤和饮酒(啤酒、白酒)等均可使血尿酸增加,因此,强调生活方式改变是治疗高尿酸血症的核心。

高尿酸血症/痛风患者饮食应以低嘌呤食物为主,如将食物中嘌呤含量按甲乙丙级进行分类(见下表),应严格控制肉类、海鲜、动物内脏等甲类食物的摄入,中等量减少乙类食物摄入,主要进食甲类食物。患者还应多饮水、戒烟酒,每日饮水量保证在 1500 ml 以上;戒烟,禁啤酒和白酒,红酒适量。

**100 g 食物中嘌呤含量表**

| 甲类(0～15 mg) | 乙类(50～150 mg) | 丙类(150～1000 mg) |
|---|---|---|
| 除乙类以外的各种谷类,除乙类以外的各种蔬菜、糖类、果汁类、乳类、蛋类、乳酪、茶、咖啡、巧克力、干果、红酒 | 肉类、熏火腿、肉汁、鱼类、贝壳类、麦片、面包、粗粮、芦笋、菜花、菠菜、蘑菇、四季豆、青豆、豌豆、菜豆、黄豆类、豆腐 | 动物内脏、浓肉汁、凤尾鱼、沙丁鱼、啤酒 |

# 第三节　冠心病患者的食疗方法

## ① 适宜冠心病患者的茶饮调制

(1) 补益麦冬茶

配方:麦冬 30 克,大生地 30 克。将两味药用文火煎沸,代茶饮服。效用:有明显的清热养阴生津作用,具补气养心的功效,可加强心肌营养,提高心肌耐缺氧能力,是中老年人预防冠心病心绞痛的保健饮茶。

(2) 止痛活血茶

配方:红花5克,檀香5克,绿茶2克,赤砂糖20克。煎汤代茶饮服。效用:红花可活血化瘀,檀香可理气止痛,绿茶可消食化痰,赤砂糖配伍上述各药有温经活血之效。此茶具有较好的活血化瘀止痛作用,可防治冠心病患者的胸闷和隐痛。

(3) 菊花山楂茶

配方:菊花、绿茶各10克,山楂30克。用沸水冲沏,代茶。效用:菊花能清热,降压,山楂消食健胃,降脂,适用于伴高血压、高脂血症的冠心病患者。

(4) 舒心菖蒲茶

配方:石菖蒲3克,酸梅肉5枚,大枣肉5枚,赤砂糖适量。煎汤代茶饮服,每日一剂。效用:石菖蒲可舒心气、畅心神,有扩张冠状动脉的作用。酸梅、枣肉可健脾宁心。对心气虚弱、心血不足的惊恐、心悸、失眠、健忘、不思饮食等证效果尤佳。

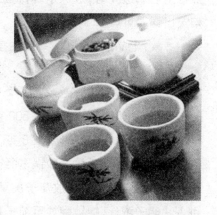

(5) 桃仁山楂茶

配方:桃仁6克,山楂12克,陈皮3克,开水沏或煎汤,代茶饮。效用:桃仁活血祛瘀,润肠通便,山楂消食健胃,行气散瘀,二者有扩张冠状动脉、舒张血管、降脂降压强心的作用。陈皮理气健脾,调中,燥湿,化痰。此茶适用于气滞血瘀证较明显的心绞痛患者。

(6) 丹参饮

配方:丹参30克,檀香6克,白糖15克。将丹参、檀香洗净入锅,加水适量,武火烧沸,文火煮45~60分钟,滤汁去渣饮服。效用:行气活血,养血安神。适用于血脂增高,长期胸闷,时或绞痛,舌质有瘀点的冠心病患者。

(7) 柿叶茶

配方:将经霜打落之柿叶洗净晒干,研成粗末备用。取5克,放入茶壶中。沸水冲泡,加入少许白糖,15分钟后即可当茶饮。效用:柿叶含有大量维生素C,长期饮用此品,可软化血管,防止动脉硬化,减少心绞痛发作,并能降低心肌梗死的发病率。

## ② 适宜冠心病患者的炒菜

(1) 清炒木耳白菜

原料：大白菜（青口）250 克，木耳（水发）100 克。

调料：大豆油 25 克，盐 3 克，花椒粉 1 克，酱油 5 克，淀粉（玉米）5 克。

制法：将水发木耳去杂质洗净；白菜取菜帮、菜心、（去菜叶）洗净后将白菜帮切成小斜片；在炒锅内放入适量豆油加热，放入花椒粉、葱花炝锅；随即下入白菜煸炒至油润透亮时，放入木耳，再加适量酱油、盐继续煸炒；至快熟时，加湿淀粉勾芡出锅即可。

功效：本品清淡可口，高脂血症、高血压、冠心病以及中老年肥胖患者均可食用。

(2) 决明子炒茄子

原料：决明子 50 克，茄子 500 克。

调料：豆油 30 毫升，姜末 3 克，葱花 3 克，大蒜 3 片，食盐 2 克。

制法：将决明子放入砂锅，加约 200 毫升水，煎至剩 30 毫升浓汁离火；炒锅中倒入豆油，至八成热，放茄子反复翻炒至茄子完全沾油，撒入姜末、葱花、大蒜，倒入决明子浓汁，继续翻炒至茄子熟透，加食盐拌匀入味即可。

功效：降压清脂、滋阴润燥、清热利水，尤其适用于冠心病合并高血压、高脂血症的患者。

## ③ 适宜冠心病患者的汤羹

(1) 鱼头豆腐汤

原料：鲢鱼头 600 克，豆腐（南）400 克，冬笋 75 克，香菇（鲜）25 克，青蒜 20 克。

调料：花生油 30 克，豆瓣酱 15 克，姜 10 克，白砂糖 5 克，料酒 10 克，盐 3 克，酱油 5 克。

制法：鲢鱼头洗净，去掉鳞，在近头背肉处深剁 2 刀，涂上豆瓣酱，抹上酱油腌渍；冬笋洗净切片蒸熟，青蒜洗净切成段，姜洗净切末；将豆腐切成长 4 厘米、厚 1 厘米的片,下入开水锅内稍焯,去掉豆腥味捞出;锅置中火上,倒入花生油,烧至八成,将鱼头正面下锅煎至发黄,滗去余油,烹入料酒,加入白糖和酱油略烧。再将鱼头翻身,舀入汤水约 750 克,下入豆腐片、熟笋片、香菇、姜末,烧沸后改用微火,烧约 5 分钟,再用中火烧约 2 分钟,撇去浮沫,加入青蒜、精盐调味,出锅即成。

功效:此汤菜含有丰富的动植物蛋白、钙、维生素、矿物质等营养物质,具有滋补肾阴、生津润燥、益气养血、除湿通络之功效,对防治高血压、高血脂和冠心病有益。

(2) 鲜蘑豆腐汤

原料:蘑菇(鲜蘑)100 克,豆腐(北)200 克,青蒜 25 克,虾米 25 克。

调料:盐 3 克,香油 1 克,胡椒粉 1 克,醋 2 克。

制法:把蘑菇、豆腐切成小片;青蒜切成段;锅内添清汤,放入豆腐、鲜蘑菇、泡洗好的海米、精盐烧开,撇去浮沫,加入胡椒粉、醋,淋入麻油,出锅,放少许洗净的蒜苗即成。

功效:蘑菇有理气、化痰、滋补强壮的作用,配清热解毒、补中生津的豆腐,其作用相互加强,能收到抗癌和降血脂、降压的功效,是冠心病、高血压、高血脂患者理想的保健菜谱。

(3) 田七炖鸡

原料:鸡肉 100 克,党参 15 克,三七 10 克。

调料:大葱 5 克,姜 3 克,盐 2 克,黄酒 5 克。

制法:先将田七研成细粉,备用;将党参切片,用纱布袋装后扎口,与鸡肉同入锅,加水适量,加葱、姜、精盐、料酒,用文火炖至肉烂,加入田七粉,拌匀即成。

功效:补养心气,改善心肌缺血。适用于气虚兼血瘀的冠心病、心绞痛,症见胸痛、痛有定处、心悸气短,苔薄白、舌质紫,脉细。

(4) 醋椒五丝汤

原料:白萝卜、水发海带、水发黑木耳、瘦猪肉各 50 克,水发玉兰片 30 克。

调料:黄酒、姜、酱油、麻油、胡椒粉、米醋、精盐适量。

制法:各料切成丝,肉丝加盐、酒、水、淀粉拌匀。油烧至五成熟,爆香姜丝,倒入肉丝炒熟,再加入其他各丝煸炒,然后加适量水,煮沸后调味,并用水淀粉着透明的薄芡。

功效：此汤中黑木耳、海带能促进血液循环，预防心绞痛，白萝卜能降低血脂，缓和冠状动脉粥样硬化，是冠心病患者的食疗佳品。

## ④ 适宜冠心病患者的主食

（1）三仁粥

原料：桃仁、枣仁、柏子仁各10克，粳米60克，白糖15克。

制法：将桃仁、枣仁、柏子仁打碎，加水适量，置武火煮沸30～40分钟，滤渣取汁，将粳米淘净入锅，倒入药汁，武火烧沸，文火熬成粥。

功效：活血化瘀，养心安神，润肠通便。适用于瘀血内阻之胸部憋闷，时或绞痛；心失所养之心悸气短、失眠；阴津亏损之大便干燥，舌质红或瘀点、瘀斑的冠心病患者。

（2）豆浆粥

原料：豆浆500克，粳米50克，白砂糖30克。

制法：将豆浆与淘洗干净的粳米一同放入沙锅中；先用旺火烧开，再转用文火熬煮成稀粥，以表面有粥油为度；加入砂糖或精盐适量即成。

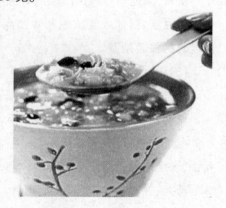

功效：补虚润燥、利咽止咳。适用于动脉硬化、高脂血症、高血压病、冠心病、小儿久咳不愈、体虚消瘦等症。

（3）桃仁粥

原料：粳米100克，核桃15克。

制法：先将核桃仁捣烂如泥，加水研汁去渣，同粳米煮为稀粥。

功效：活血通经，祛痰止痛；适用于高血压、冠心病、心绞痛等。注意用量不宜过大；怀孕妇女及平素大便稀薄者不宜服用。

（4）玉竹燕麦粥

原料：燕麦片80克，玉竹，10克，蜂蜜适量。

制法:玉竹冷水泡发,沸煮 20 分钟后沥出汁;再加清水沸煮 20 分钟。取 2 次汁水,加入燕麦片,溶开,用文火熬煮成稠粥状。

功效:燕麦含大量亚油酸,可辅助治疗动脉粥样硬化,再加上玉竹汁调治,更具补心调胃功效。

# 第四节 冠心病患者用药常识

## ① 冠心病患者用药原则是什么?

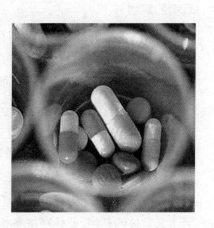

目前治疗冠心病的方法有很多,其中药物治疗是最基础也是最重要的一种方法,但是,并不是所有的药物都普遍适用所有冠心病患者,有些药物是不能随便乱吃的,那么冠心病患者在药物治疗过程中要遵循什么样的原则呢?

(1) 冠心病患者用药方案的制订一定要在心内科医生的指导下进行。

(2) 冠心病患者具体用药需综合考虑自身病情、依从性、经济承受能力等。

(3) 冠心病患者不可随意加减药量,甚至停药。

(4) 冠心病患者不可自作主张随意联合用药。

(5) 冠心病患者的用药应长期、规律服用。

## ② 冠心病患者用药方案的制订需要考虑哪些因素?

(1) 控制易患因素:重要的易患因素是高血压、高脂血症、肥胖、吸烟、糖尿病、缺乏锻炼等,性格易于激动有好胜心者也易患冠心病。患者如有糖尿病应及时控制血糖,包括饮食控制、口服降糖药或注射胰岛素;如有血脂增高应服用他汀类或贝特类药物积极控制血脂;对超重者应严格控制热量;如有高血压应用降压药,平时要注意养成良好的生活习惯,这样才能达到最好的治疗效果。

(2) 根据病情选择药物:在急性发病时若发生剧烈胸痛,首先,不要紧张,先含服速效救心丸、复方丹参滴丸或硝酸甘油片等药,这些药物可以重复使用,先将心绞痛症状适当控制,如果经过上述处理,心绞痛症状缓解,可以在家里继续观察病情变化。如果经过上述处理,心绞痛仍然不能缓解,则需立即打电话通知医院,到医院进行相应的诊治。缓解期时要注意预防性用药,从而减缓粥样硬化病变的进展,延缓冠状动脉病变的进程。主要药物有扩张冠状动脉类药物、抗血小板凝集药物、调血脂药物、β-受体阻滞剂、钙拮抗剂,营养心肌类的药物等。

(3) 根据不同合并症选择相应药物:冠心病合并肾功能不全者,首选血管紧张素转化酶抑制剂;合并糖尿病者,首选血管紧张素转化酶抑制剂;合并高血压者,则硝酸酯类制剂、β-受体阻滞剂、钙离子通道阻滞剂、血管紧张素转化酶抑制剂、血管紧张素Ⅱ受体拮抗剂均可选用,并联合使用阿司匹林,以减少脑梗死的风险;合并心动过速者,首选β-受体阻滞剂;冠心病心功能不全者,则可选用硝酸酯类制剂、血管紧张素转化酶抑制剂、血管紧张素Ⅱ受体拮抗剂。

(4) 根据患者经济承受能力选择药物:冠心病的药物治疗是一个长期的过程,因此在制定用药方案时要考虑患者的经济承受能力,结合患者的病情选择既经济又有效的药物,此外经济条件较好的患者也不必非要选择进口药或价格高的药,很多传统用药也有较好的疗效。

## ③ 冠心病患者用药禁忌有哪些?

(1) 心绞痛发作时忌直立含服药物。心绞痛发作时含服的硝酸酯类药物有扩张冠脉血管的作用,直立服药有可能引起体位性低血压,导致晕厥或摔倒,因此,患者应坐靠在椅子上含服药物。

(2) 伴有低血压、心动过缓的患者慎用硝酸酯类、β-受体阻滞剂、钙拮抗剂、血管紧张素转化酶抑制剂、血管紧张素Ⅱ受体拮抗剂类药物,或同时加服曲美他嗪、辅酶Q等心肌营养剂。

(3) 伴有哮喘者忌用β-受体阻滞剂,伴有房室传导阻滞、心功能不全者慎用β-受体阻滞剂和部分钙拮抗剂(地尔硫䓬、维拉帕米)。

(4) 伴有青光眼的患者,慎用或忌用硝酸甘油。

(5) 忌自作主张随意联合用药。临床发现,盐酸普萘洛尔(心得安)合并维拉帕米(异搏定)可发生心动过缓、低血压、心衰,严重者甚至心脏骤停;而洋地黄和异搏定合用,则可发生猝死。

(6) 忌自作主张随意加减药量或停服药物。有些患者治病心切,擅自加量,结果反而欲速则不达,如硝酸甘油是缓解心绞痛的速效药,如果因一次含服不见效,就在短时间内连续服用好几片,结果不仅疗效不佳,反而产生耐药性,甚至直接造成冠状动脉痉挛。

(7) 忌不规律服药。冠心病患者每天在什么时间服药均有明确规定,如果不按规律服用药物,不仅不利于病情的改善,反而有可能增加心脑血管事件发生的风险。

## ④ 冠心病患者外出需常备哪些药物?

心绞痛是由于暂时性心肌缺血引起的以胸痛为主要特征的临床综合征,是冠心病的最常见表现,当患者劳累、受凉、饮食过饱或者用力排便时,均有可能发生冠状动脉血流不能满足心肌代谢需要的状况,导致心肌缺血,引起心绞痛。因此,冠心病的病人外出需常备硝酸甘油、硝酸异山梨酯或速效救心丸等急救药物,以随时预防心绞痛的发生。

## ⑤ 冠心病患者急救时如何用药?

心绞痛发作时,应立刻坐下休息,停止一切活动,同时舌下含服硝酸甘油0.3~0.6 mg 或硝酸异山梨酯 5~10 mg 或速效救心丸 2~4 粒,休息 5~10 分钟后,一般症状可缓解。如果心绞痛发作的频率、严重程度和持续时间增加,或伴有出汗、恶心、呕吐、呼吸困难等症状,或心绞痛发作常规休息及含服急救药物不能完全缓解,则可能已进展为不稳定性心绞痛,应尽快前往心内科就诊。如果出现无明显诱因的剧烈胸痛,持续时间较长,休息及含服急救药物不能缓解,并伴有呼吸困难、烦躁不安、大汗淋漓、濒死感,则可能是急性心肌梗死,应立刻拨打"120"急救电话。另外,冠心病患者出现胃肠道症状,如恶心、呕吐和上腹胀痛,除考虑消化系统疾病,还应考虑心肌梗死的可能,应尽快前往心内科检查。

## ⑥ 冠心病患者如何正确掌握用药时间?

通常情况下,硝酸酯类、β-受体阻滞剂、钙拮抗剂、血管紧张素转化酶抑制剂、血管紧张素Ⅱ受体拮抗剂须晨起服用,尤其对于冠心病合并高血压患者,以便更好地控制血压,对于清晨或者下午血压较高的患者,可遵医嘱在晚上临睡前或者晨起加服降压药。抗血小板聚集药物阿司匹林是治疗冠心病的经典药物,研究表明,每日75 mg的阿司匹林就足以有效地预防血栓的形成。阿司匹林多每日服用1次,通常建议在晚饭后服用,以减轻其对胃肠道的刺激。他汀或贝特类等降脂药也通常建议在晚饭后服用。对于冠心病合并糖尿病患者,由于每个人餐前和餐后血糖情况有所差异,不同的降糖药及胰岛素使用时间也不尽相同,具体应参照内分泌科医生医嘱降糖治疗。

## ⑦ 冠心病患者如何减轻用药不良反应?

冠心病治疗药物均有一定的副作用,如抗血小板聚集药物阿司匹林对胃肠道有刺激作用,因此服药时间可放在晚饭后半小时,以减轻其副作用,但对于有消化道溃疡病史或者阿司匹林过敏的患者,可酌情选用氯吡格雷代替,或者两药联用并各自减量。而服用血管紧张素转化酶抑制剂也可能导致头痛、皮疹、过敏等症状,可换用血管紧张素Ⅱ受体拮抗剂继续治疗。另外,长期服用他汀类调脂药物可能引起肝功能受损和横纹肌溶解,因此服药期间应定期监测转氨酶和肌酸激酶等生化指标,以监测药物的安全性。当患者发现所服用的药物带来不良反应时,应及时就医,根据医嘱进行用药的调整。

# 第五节　冠心病患者常用药的服用

## ① 治疗冠心病的常见药物分类有哪些?

(1) **硝酸酯类药物**:可直接扩张冠状动脉,消除病变狭窄部位的血管阻力,增加冠脉血流量,从而有效地缓解心绞痛症状,常用药物包括硝酸甘油、硝酸异山梨酯片(消心痛)、单硝酸异山梨酯缓释片(如欣康、依姆多)等。

(2) **抗血小板聚集类药物**:可通过抑制血小板环氧化酶、ADP 受体等途径阻断血小板的活化聚集反应,抑制内皮炎症反应,从而达到稳定动脉粥样硬化斑块的作用,常用药物包括阿司匹林、氯吡格雷(如波立维、泰嘉)、替格瑞洛(倍林达)等。

(3) **抗凝类药物**:可通过不同途径提高抗凝血酶的活性或抑制凝血因子的生成,发挥抗凝血作用,从而阻断血栓的形成和发展,常用药物包括低分子肝素、华法林等。

(4) **β-受体阻滞剂**:可选择性的与儿茶酚胺竞争 β-受体,拮抗其 β 型拟肾上腺素作用,从而使心率减慢、心肌耗氧量降低、心脏舒张期延长,有利于心肌细胞的血液灌注,常用药物包括美托洛尔(倍他乐克)、比索洛尔(康忻、博苏)、普萘洛尔(心得安)等。

(5) **调脂药**:通过阻断胆固醇、甘油三酯的吸收以及合成,抑制血管内皮炎症、氧化应激反应的途径,稳定动脉粥样硬化斑块,常用药物包括:阿托伐他汀(立普妥)、瑞舒伐他汀(可定)、非诺贝特(力平之)等。

(6) **钙离子通道阻滞剂**:通过阻滞细胞外的钙离子内流松弛血管平滑肌,从而扩张冠状动脉,解除冠脉痉挛,同时作用于外周血管,减轻心脏的前后负荷,常用药物包括硝苯地平(拜新同)、氨氯地平(络活喜、压氏达)、非洛地平(波依定)、地尔硫䓬(合心爽)等。

(7) **血管紧张素转换酶抑制剂**:通过阻断血管紧张素 I 向血管紧张素 II 的转换而抑制 RAAS 系统的过度激活,从而减少缩血管活性物质的释放以及醛固酮的分泌,减少水钠潴留,抑制心肌重塑,改善冠心病患者的预后,常用药物包括卡托普利(开博通)、培哚普利(雅施达)、依那普利(依苏)等。

(8)血管紧张素Ⅱ受体拮抗剂:通过阻断血管紧张素Ⅱ与其特异性受体的结合而抑制 RAAS 系统的过度激活,从而减少缩血管活性物质的释放以及醛固酮的分泌,减少水钠潴留,抑制心肌重塑,改善冠心病患者的预后,常用药物包括缬沙坦(代文、易达乐)、氯沙坦(科素亚)、厄贝沙坦(安博维、吉加)、替米沙坦(美卡素)。

(9)常用中成药:包括复方丹参滴丸、麝香保心丸、血塞通片、通心络胶囊、银杏叶片等。

## ② 冠心病患者如何正确服用抗血小板聚集药物?

常用药物有:

阿司匹林:片剂,每次 75～100 mg 口服,每日 1 次,晚饭后 1 小时温水送服。

氯吡格雷:片剂,每次 75 mg 口服,每日 1 次,早饭后温水送服。

替格瑞洛:片剂,每次 90 mg 口服,早晚各 1 次,饭后温水送服。

注意事项:

阿司匹林宜饭后服用,以减少对胃肠道黏膜的刺激,对于冠心病合并慢性胃炎,尤其合并消化道溃疡的患者,应在心内科医生的指导下改予另一种抗血小板聚集药,如氯吡格雷、替格瑞洛等;另长期服用阿司匹林可能会对肝肾功能有一定影响,可减弱机体对尿酸的清除能力,故建议冠心病患者每 1～3 个月动态复查肝肾功能;如冠心病患者经常出现皮肤、黏膜出血倾向,或近期有过外伤出血史,或需要择期行外科或五官科手术时,应在心内科医生的指导下予以此类药物适当减量或停用。对于既往冠心病病史多年的患者,若突发持续胸骨后压榨性憋闷疼痛,并向左肩、上肢、后背、下颌处放射,伴胸闷气喘、大汗淋漓,含服硝酸甘油或休息后无缓解,应立刻拨打"120"急救电话,等待救援的过程中,若有条件可先顿服 300 mg 阿司匹林、300 mg 氯吡格雷,可一定程度上挽救濒临坏死的心肌细胞。

### ③ 冠心病患者如何正确服用抗凝药物?

常用药物有:

肝素钠:注射剂,每次 5 000~10 000 单位,皮下或静脉给药,每 12 小时 1 次。

华法林钠:片剂,每次 1.25~2.5 mg 口服,每日 1 次,早上温水送服。

注意事项:

对于急性冠脉综合征,尤其是急性 ST 段抬高型心肌梗死的病人,住院期间应在心内科医生指导下合理皮下注射低分子肝素抗凝,血管开通或病情稳定出院后,为防止出血性事件的发生,不建议患者应用低分子肝素抗凝治疗;对于冠心病合并房颤的患者,应在心内科医生的指导下根据 CHARDS2 评分合理应用华法林钠,并动态监测凝血功能。

### ④ 冠心病患者如何正确服用抗心肌缺血药物?

常用药物:

曲美他嗪:片剂,每次 20 mg(1 片)口服,每日三次餐时服用,每日最大剂量 60 mg。

曲美他嗪缓释片:片剂,每日口服两次,每次 35 mg(1 片),早晚餐时服用。

注意事项:

曲美他嗪是一种改善心肌细胞代谢的药物,通过保护细胞在缺氧或缺血情况下的能量代谢,阻止细胞内 ATP 水平的下降,从而保证了离子泵的正常功能和透膜钠-钾流的正常运转,维持细胞内环境的稳定。

曲美他嗪通过阻断长链 3-酮酯酰 CoA 硫解酶抑制脂肪酸的 β-氧化,从而促进葡萄糖氧化。在缺血细胞中,相比于 β-氧化过程,通过葡萄糖氧化获得能量需要较低的耗氧量。增强葡萄糖氧化可以优化细胞的能量过程,从而维持缺血过程中适当的能量代谢。有研究结果显示,曲美他嗪优化能量代谢,可增加心肌能量供应达 33%,并进而增加心脏泵血能力。单用或其它抗心绞痛药物疗效不足时联用曲美他嗪治疗慢性心绞痛患者的疗效和安全性已经得到临床研究证实。

由于曲美他嗪在作用于心脏之外,还可增加骨骼肌对葡萄糖的摄取和利用,提高骨骼肌对氧的利用效率,显著增加外周动脉疾病患者最远步行距离达23%,因此具有明确的提高运动耐量的作用。在 β 受体阻滞剂等标准治疗基础上及早加用曲美他嗪,或将运动训练与曲美他嗪相联合,均可使运动耐量得到显著提高。

## ⑤ 冠心病患者如何正确服用调脂药物?

常用药物有:

阿托伐他汀钙:片剂,每次 20 mg 口服,每晚睡前温水服,每日最大剂量可至 60～80 mg。

瑞舒伐他汀钙:片剂,每次 10 mg 口服,每晚睡前温水服,每日最大剂量可至 20 mg。

非诺贝特:胶囊剂每次 200 mg(片剂每次 160 mg)口服,每日 1 次,一般与餐同服。

辛伐他汀:片剂,每次 20 mg,一日 1 次,睡前服用。

普伐他汀:片剂,每次 10～20 mg,一日 1 次,临睡前服用,一日最高剂量40 mg。

注意事项:

冠心病患者的降脂治疗必须配合低盐低脂的饮食习惯,对于刚刚确诊为冠心病稳定型心绞痛的患者,尤其合并肥胖、吸烟等危险因素时,可在心内科医生的指导下进行 1 个月的强化降脂治疗;因他汀类药物在部分人群中可引起药物性肝损和横纹肌溶解等毒副作用,故长期服用他汀类药物的患者应警惕与药物相关的肌肉酸痛、无力等症状,并每 3 个月动态复查肝肾功能和肌酶相关指标,以指导用药。

## ⑥ 冠心病患者如何正确服用钙离子通道阻滞剂?

常用药物有:

硝苯地平:片剂每次 5～10 mg,每日 3 次,口服;控释片每次 30 mg,每日1～

2次,整片吞服,不能掰开。

氨氯地平:片剂,每次 2.5～5 mg,每日1～2次,口服。

非洛地平:片剂,每次 10 mg,每日 1～2次,整片吞服,不能掰开。

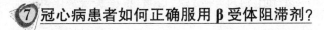

地尔硫䓬:片剂,每次 30 mg,每日 3～4次,餐前及睡前服用。

注意事项:

钙离子通道阻滞剂的副作用依不同钙离子通道阻滞药而有所不同,硝苯地平等二氢吡啶类钙通道阻滞剂的主要副作用是低血压、心悸、头晕、双踝水肿等,地尔硫䓬等非二氢吡啶类钙通道阻滞剂的常见副作用是心动过缓、房室传导阻滞和左室心功能不全加重等,因其对心脏负性频率和负性传导的作用,故应禁忌与β受体阻滞剂联用;另因地尔硫䓬等非二氢吡啶类钙通道阻滞剂与地高辛同用时能增加其血药浓度,冠心病患者若需两药合用时,应在心内科医生的指导下小剂量应用,避免洋地黄中毒。

## ⑦ 冠心病患者如何正确服用 β 受体阻滞剂?

常用药物有:

美托洛尔:普通片 25 mg/片,一般每次 12.5～25 mg 口服,每日 2 次;缓释片47.5 mg/片,一般每次 23.75～47.5 mg 口服,每日 1 次,每日最大剂量可加至180 mg。

比索洛尔:片剂,一般每次 2.5～5 mg 口服,每日 1 次,每日最大剂量可加至10 mg。

普萘洛尔:片剂,一般每次 10 mg 口服,每日 3 次,每日最大剂量可加至200 mg。

注意事项:

β受体阻滞剂有降低血压、减慢心率的作用,因此冠心病患者服用 β 受体阻滞剂的

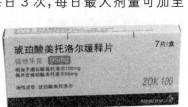

过程中要注意检测血压和心率的情况,缓慢地增加β受体阻滞剂用量,应将心率控制在 60~75 次/分,血压控制在(90~130)/(60~80)mmHg 为宜;对于冠心病合并窦性心动过缓、病态窦房结综合征、Ⅱ度Ⅱ型以上房室传导阻滞、完全性束支传导阻滞而尚未安装永久起搏器的患者,应在心内科医生的指导下谨慎合理地应用β受体阻滞剂;对于冠心病并发支气管哮喘、心源性休克、急性心肌梗死的患者,应禁用β受体阻滞剂;另冠心病患者切忌骤停β受体阻滞剂的服用,以防反跳性快速型心律失常的出现而使心肌细胞需氧量骤增,引起心功能的急剧下降,若需停药,应在心内科医生的指导下缓慢减少药物用量。

**⑧ 冠心病患者如何正确服用血管紧张素转换酶抑制剂?**

*常用药物有:*

卡托普利:片剂,每次 12.5 mg,每日 2~3 次,口服;必要时 12.5~25 mg 舌下含服。

培哚普利:片剂,每次 4 mg,每日 1~2 次,口服。

依那普利:片剂,每次 10 mg,每日 1~2 次,口服。

福辛普利:片剂,每次 10~20 mg,每日 1~2 次,口服,根据病情变化可增加至 40 mg。

贝那普利:片剂,每次 5~10 mg,每日 1~2 次,口服,根据病情变化可增加至 40 mg,严重肾功能减退、心力衰竭或不能停用利尿药者初剂量宜从 2.5 mg 开始。

*注意事项:*

血管紧张素转换酶抑制剂主要用于治疗冠心病合并高血压、各种原因导致的充血性心力衰竭(包括急性心梗伴发的左心功能不全)等,此类药物主要的副作用为无痰干咳,对有肾动脉狭窄的患者可引起肾功能损害,升高血钾,尤其在肾功能不全的患者同时服用保钾利尿药时,对糖尿病患者有协助降糖作用,其他非特异性不良反应为恶心、腹泻、头晕、头痛、疲倦等。

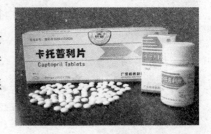

## ⑨ 冠心病患者如何正确服用血管紧张素Ⅱ受体拮抗剂？

常用药物有：

缬沙坦：胶囊剂或片剂，每次 80 mg，每日 1 次，口服。

氯沙坦：片剂，每次 50～100 mg，每日 1 次，口服。

厄贝沙坦：片剂，每次 75～150 mg，每日 1 次，口服。

替米沙坦：片剂，每次 40～80 mg，每日 1 次，口服。

奥美沙坦：片剂，每片 20 mg，每次 20～40 mg，每日 1 次，口服。

坎地沙坦：片剂，每片 8 mg，每次 4～8 mg，必要时 12 mg，每日 1 次，口服。

注意事项：

血管紧张素Ⅱ受体拮抗剂也主要用于治疗冠心病合并高血压、各种原因导致的充血性心力衰竭(包括急性心梗伴发的左心功能不全)等，对于不能耐受血管紧张素转换酶抑制剂引起的无痰干咳等症状的患者，可选用此类药物替代；血管紧张素Ⅱ受体拮抗剂还可以降低肾小球毛细血管压力，减低蛋白尿而延缓肾脏病进展，但慢性肾功能不全的患者同时服用保钾利尿药时，易引起血钾升高，其他非特异性不良反应较少见。

## ⑩ 冠心病患者如何正确服用其他抗心肌缺血药物？

常用药物有：

尼可地尔：片剂，每次 5 mg 口服，每日 3 次。

注意事项：

尼可地尔是一种全新机制的抗心肌缺血药物，可以有效扩张微小冠脉，增加心肌灌注，是治疗冠脉微血管病变的有力武器。同时它对各种类型的心绞痛均有一定疗效，且头痛的发生率低，对血压心率影响小，没有耐药性，因此被多国权威指南推荐，可以用于冠心病患者的症状控制和改善长期预后。

### ⑪ 冠心病患者如何正确服用硝酸酯类药？

常用药物有：

硝酸甘油片：片剂，每次 0.5～1 mg 舌下含服，每日可多次含服，必要时每 5 分钟含服 1 次，15 分钟内一般不超过 1.5 mg。

硝酸异山梨酯片：必要时 2.5～5 mg 舌下含服；或每次 5～10 mg，4～6 小时口服 1 次。

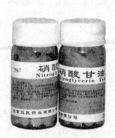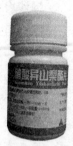

单硝酸异山梨酯缓释片：每次 30～40 mg 口服，每日 1 次，早饭后温水送服。

注意事项：

冠心病患者心绞痛发作时，应立即停止活动，坐下休息，取硝酸甘油 1 片 (0.5 mg) 舌下含服，多数 2 分钟后心绞痛症状即可缓解，药效可维持 30 分钟。如果 5 分钟后疼痛仍无缓解，可再含服 1 片，一般不超过 3 次，如数分钟后仍不见效，则应速至医院就诊。若胸闷胸痛症状严重，并伴呼吸困难、大汗淋漓，则应立刻拨打 120 急救电话。对于有过心绞痛发作史的冠心病患者，应在心内科医生的指导下服用长效的硝酸酯类制剂（如单硝酸异山梨酯缓释片），但基础血压过低、不能耐受硝酸酯类扩张血管而引起的头痛等症状，以及青光眼患者，应在心内科医生的指导下予以适当减量或予以停用。

### ⑫ 冠心病患者如何正确服用中成药？

现代药理学研究表明，具有活血、化痰、理气、养阴等作用的中成药可以一定程度上扩张血管、改善心肌缺血、抗炎、抗氧化、保护血管内皮功能，从而改善冠心病患者的临床症状，提高生活质量。患者应在心内科医生的指导下，根据病情选用 1～2 种中成药治疗，常用药物包括：复方丹参滴丸、麝香保心丸、血塞通片、通心络胶囊、银杏叶片等。冠心病患者切忌完全依赖中成药的治疗，而擅自停用临床基础治疗药物。

# 第五章 冠心病心理干预

## ① 冠心病患者会有哪些心理特点?

冠心病患者由于疾病的存在加上不良的躯体感受,往往会伴有消极的心理,这并不利于冠心病病情的控制及康复。冠心病患者常见的消极心理有:

(1) 紧张恐惧:部分患者进入医院就会产生不同程度的恐惧,加上心绞痛、急性心肌梗死突发的胸痛、胸闷、濒死感等,进一步增加了患者的恐惧心理。

(2) 抑郁焦虑:冠心病对患者是一个很强的心理刺激,尤其是再发性心肌梗死、反复心衰发作、不稳定型心绞痛患者,常担心自己是否会突然死亡,同时因病情反复发作,药物疗效差,病友病情恶化而失去治疗信心,产生抑郁、焦虑的情绪。很多患者还会因此失眠,更是不利于冠心病的治疗。

(3) 多疑自卑:患者住院后对自己的病情都很关注,尤其是病情重的患者,经常会向医生、护士和家属了解病情,同时对他们的回答不十分信任,认为自己病情很重,已经没有治疗的希望,怀疑周围的人都在隐瞒他的病情,甚至怀疑家属和医护人员已经对他放弃治疗。

(4) 否认心理:部分患者不承认、不能接受自己患病或病情加重,对疾病可能造成的严重后果不能相信,坚信自己身体素质很好,甚至拒绝治疗。

(5) 盲目乐观:部分患者缺乏对冠心病相关知识的了解,对自己身患疾病却满不在乎,不注意自己的饮食和生活,不加强自身的锻炼,不积极配合治疗。

但是也并不是所有冠心病患者都存在着消极心理,也有一部分患者病情相对稳定,对冠心病的了解比较充足,对自己的病情发展也理解,相信医生,相信自己只要按照医生的话病情就会好的,并可以积极配合医生的诊治。对于这类病人,我们应有耐心地介绍相关注意事项,多与他们聊天,并鼓励他们继续保持这种良好的心态。

## ② 不良情绪对冠心病的影响有哪些?

有越来越多的研究表明,不良的情绪和冠心病关系密切。有焦虑、恐惧、愤怒、悲哀等不良情绪的患者,其冠心病的发作率或复发率比较高。不良的情绪会使得患者体内的儿茶酚胺分泌增多,使得血压升高,尤其以愤怒、焦虑、仇恨与血压的关系最为密切,不利于冠心病的康复,甚至会加重冠心病的病情。许多冠心病患者就是在不良情绪刺激下,导致心绞痛和心肌梗死发作,甚至死亡。同时,不良的情绪会使人处于一种特殊的状态称为"应激状态",应激状态可使人抵抗力降低,易患疾病。在这个状态中,人体分解的能力大于合成的能力,从而释放更多的能量来应对危险状态,但是长期的消极情绪使人持续处于应激状态的话,心脏的负担就会加重,心血管得不到足够的休息来修复自身的损伤,会引起冠心病的发生。

相反的是喜悦等积极的情绪会使人体中的一氧化氮含量升高,而这种物质可以使得血管扩张,抑制血小板聚集,防止血管内皮损伤。从而防止血管壁发生粥样硬化和血栓的形成。

哪些情绪最容易伤"心"?

(1) **重压**:压力给人造成的紧张心理对心脏和血液循环系统会产生威胁,但一些人对压力的反应,比如吸烟、酗酒或反应过激,更增加了患病风险。长期的工作压力过大,会导致体内胆固醇的水平上升,引起一系列的疾病。所以,我们应该经常自我放松,例如深呼吸、冥想、瑜伽等。

(2) **愤怒**:经常唱反调,易怒并且怀有敌意对心脏健康的威胁不亚于吸烟和高胆固醇血症等传统因素,而且它们更容易诱发急性心梗。那些在心理性格测试中表现出易怒与敌意的人,往往更易患上心梗、心绞痛或其他冠心病。此外,许多证据表明那些性情急躁易怒的人很容易出现房颤。

(3) **孤独**:美国有一个著名的"罗塞托效应",20 世纪 60 年代早期,当地的居民创建了一种特有的社区精神。在各种宗教节日里,居民们一起庆祝,在家庭遭遇变故和不幸时,大家共聚一堂商量对策。罗塞托的街坊邻居守望相助,虽然他们抽烟、喝酒、吃高脂肪的食物,可很少有人患冠心病。到了 70 年代,亲密无间的社区氛围已经消失殆尽。此后,罗塞托的冠心病发病率开始持续上升,直至达到全国的平均水平。

(4) 过喜:中医中有一句话叫做"喜则气缓,喜则伤心",这里的"喜"指的就是过度的高兴、兴奋。太高兴、太兴奋了,心气涣散,就出现喜笑不休、心悸、失眠等症,严重的甚至发疯。范进中举的故事很多人都知道,一直想考中举人的范进,中举的喜讯突然来临时,高兴过度了,人也就疯癫了。

## ③ 冠心病患者应该怎样认识自身?

生活中,有不少人在得知自己患上冠心病时措手不及,其实冠心病并不可怕,可怕的是不知道自己患病后该怎么办。知己知彼才能百战百胜,冠心病的治疗除了医生开出药方外,还离不开患者的自我管理,而这一定是建立在对疾病的自我认知上。首先一旦患上冠心病,不要过分消极,先要对自己的病情有所了解,起码要知道冠心病是怎么来的,有哪些危险因素,会有哪些症状,哪些情况下需要自己紧急处理,平时生活中要注意些什么,怎样才能更好地促进疾病恢复等等。往往在我们对疾病及自身有了充分的了解后,在面对时才能更加从容,也能避免走进一些误区而耽误或者加重病情。当然冠心病患者的自我认知还与自身的受教育水平、医疗机构的健康教育程度等因素相关,但无论如何,我们都该积极地面对疾病,也只有这样才能更好地战胜它。

## ④ 冠心病患者该怎样控制自身情绪?

异常的情绪,如暴怒、过于激动、恐惧等都可诱发或加重冠心病,甚至骤然死亡。因此,冠心病人注重精神情绪的自我调节,不仅可以控制病情的复发,尤其能够修复病理损害。从而达到稳定病情,早日康复的目的。

(1) 和喜戒怒,调畅性情,遇事心平气和。正常情况下,喜能缓和紧张情绪,使气血和调,营卫通利,心气舒畅。但是喜乐太过又容易使心气涣散,精神不能专一,而影响心神的正常功能,故中医学中有"喜伤心"的说法。古人云:"喜怒不节则伤脏,脏伤则病起"。因此,冠心病患者要善于控制自己的情感,做到喜有度,怒有节。如有不顺心的事,不要埋在心里生闷气,而应敞开胸怀向亲人、朋友倾吐,以此减轻不快情绪,时刻提醒自己遇事要情绪稳定,增加耐性。

(2)减少思虑,清心寡欲,坦然面对。长期从事脑力劳动,大脑高度紧张的知识分子,冠心病的发病率比从事体力劳动的工人、农民高。这无疑是因为劳心思虑过度所致。因此。冠心病患者不要在微不足道的小事上苦想冥思,过于精细、求全责备常常导致自身孤立,而这种孤立的心理状态会产生精神压力,有损心脏。冠心病患者对子女、金钱、名誉、地位以及对自己的疾病要坦然、要淡化,思考问题适度有节,这样才能使心神得养,而且不断地促发自身生机,逐渐达到康复的目的。

(3)消除忧愁,节制悲哀。患有冠心病的人,身体常有不舒服的感觉,各种意外和不幸更是一种难以承受的恶性刺激,故心境常陷入忧伤悲愁之中,如此更加耗神伤气。加速衰老,甚至会促使冠心病的复发。因此,冠心病患者要善于养性除忧。要有坚强的意志,必胜的信念,乐观的情绪,顽强的斗争精神以及压倒一切病魔的气概。当遇到不幸的事情时应当节制悲哀,尽快从痛苦中解脱出来。

(4)要宽以待人,掌握心理调节的方法。宽恕别人不仅能给自己带来平静和安宁,有益于冠心病的康复,而且能赢得友谊,保持人际间的融洽。所以,人们把宽恕称作"精神补品和心理健康不可缺少的维生素"。通过读书、唱歌、体育锻炼、旅游等,培养对美好事物的欣赏能力和广泛的兴趣爱好,来增强自身康复能力,使生活丰富多彩。

## ⑤ 冠心病患者家属应该扮演什么角色?

(1)一个值得倾诉的好朋友:冠心病患者在患病后多少会有些心理上的压力,有时难免消极,这个时候作为家属的就要主动和他们聊天,让他们倾诉心中的不愉快,帮他们缓解心理压力,保持一个积极乐观的心态对患者的康复也有着积极的作用。

(2)一个令行禁止的监督者:在冠心病患者得病的早期,有些不良的生活习惯不会一下子就改正过来,比如抽烟、饮酒等,这个时候就要家属的监督来帮助他们改正。同时有家人的监督,患者对于治疗的依从性也会更高。

(3)一个挽救生命的天使:有人称医护人员是"白衣天使",其实对于冠心病患者,往往家属才是他们生命得以挽回的关键,冠心病患者家属需要掌握基本的急救知识,这往往能为医护人员的救治赢得黄金时间。

## ⑥ 哪些文体活动有益于心理健康?

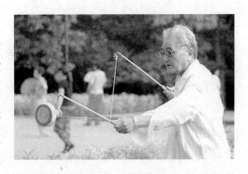

心理健康是指一种高效而满意的、持续的心理状态。冠心病患者往往会处于消极的心理状态,为了克服这些不健康的心理,我们会鼓励大家多参加一些文体活动。通过轻松愉快、活泼多样的文体活动,在美好的生活气氛和高雅的情趣之中,使人们舒畅情志、怡养心神,增加智慧、动筋骨、活气血、锻炼身体,增强体质,从而达到养神健形,促进疾病恢复的目的。在选择文体项目时要因人而异,根据不同的年龄、职业、生活环境、文化修养、性格、气质,选择不同的娱乐形式,切勿争强好胜,勿做力不从心的活动,以免伤害身体。冠心病患者常见的文体活动包括:

吟唱:能够抒发情感,调节情志,调和血脉,增加肺活量等。

画画:能够调血气,通经脉,静心宁神,增强审美理念,使生活更丰富多彩。

旅游:能够领略自然风光,呼吸新鲜空气,增长知识,锻炼体魄,开阔胸襟,获得精神享受。

舞蹈:能够增强身体各个部位的协调能力,有利于身心健康。

# 第六章　冠心病自我管理

**①冠心病患者为什么需要自我管理？**

由于冠心病无法通过临床治疗手段而治愈，而且很多相关危险因素是可以改变的，这就需要终身治疗和管理，并且需要将这种治疗和管理融入日常生活中去，这就决定了冠心病病人自身必须承担一部分自我管理和自我保健任务。简单地说，自我管理就是指病人在卫生保健人员的协助下，个人承担一些预防性或治疗性的卫生保健活动。自我管理为医学和医患问题的处理提供了新的视角和方法，世界卫生组织认为，良好的自我管理是帮助提高临床照护和治疗效果最好的方式。但目前我国冠心病病人的整体自我管理行为较差、日常生活管理行为相对较好，而疾病医学管理行为较差，疾病认知程度低，经济条件差的病人情绪认知管理行为较差。因此，加大对冠心病人自我管理的研究，寻找有效的自我管理实施模式，最终促使病人有效地管理疾病，帮助病人更好地控制疾病、提高生活质量，促进卫生资源的有效利用，值得社会和医疗单位更多地关注。

**②冠心病患者血糖的自我管理**

血糖升高是冠心病的重要危险因素，因此合并有糖尿病的患者或者糖耐量异常的人群更需要加强血糖的自我管理。监测血糖可以帮助医生和患者掌握病情、指导用药。所以，患有糖尿病的冠心病患者均应进行血糖监测，尤其是药物调整初期、胰岛素强化治疗期间、应用胰岛素泵、对低血糖反应不敏感、平时血糖波动大的患者，更应加强血糖的监测。

（1）不同时间段的血糖监测

① 空腹血糖：指前一晚 20：00 以后不再吃东西，次日清晨未进食的血糖水平，可反映人体胰岛素的基础分泌功能。

② 餐前血糖：中餐和晚餐前测定，主要用于治疗中病情监测。

③ 餐后 2 小时血糖：从吃饭第一口开始计时，经过整 2 小时的血糖水平，反映进餐对血糖的影响，利于发现早期糖尿病。

④ 睡前血糖：有利于需要睡前注射胰岛素的患者决定胰岛素的注射剂量。

⑤ 凌晨 1～3 点血糖：人体血糖的最低点，接受胰岛素或磺脲类降糖药治疗的患者，怀疑夜间低血糖者需要检查。

⑥ 随机血糖：一天中任何时候检查，在怀疑有低血糖或明显高血糖时随时检查。

⑦ 其他时间：如尝试新的饮食、运动前后、外出赴宴、情绪波动、自我感觉不适等需要测血糖。

⑧ 糖化血红蛋白：可反映过去 2～3 个月中血糖的平均水平，所以被称为体现血糖控制好坏的"金指标"。

（2）血糖自我监测的注意事项

① 无论是用口服降糖药，还是用胰岛素治疗的患者，当血糖未达标时，每周需至少正规测一天 7 次血糖（即三餐前＋三餐后 2 小时＋睡觉前的血糖）。

② 用口服降糖药治疗的患者，如果血糖已达标，生活有规律，无特殊情况，每月 2 次正规测一天 7 次血糖。

③ 用胰岛素治疗的患者，如果血糖已达标，生活有规律，无特殊情况，每 1～2 周必须正规测一天 7 次血糖。胰岛素剂量或种类的调整需依据一天 7 次血糖的结果甚至更多次的结果，一天 4 次的血糖结果不够全面。

④ 只测"空腹"血糖及午餐后 2 小时血糖（或早餐后 2 小时血糖）是不全面的，应当纠正。

⑤ 医院门诊只能测早餐后 2 小时及午餐后 2 小时血糖，其他血糖的测试是满足不了的，需患者在家自己测试，故每位糖尿病患者必须自备一台血糖仪，并且随身携带。

⑥ 血浆葡萄糖水平比全血葡萄糖水平高 10%～15%，在解释血糖水平时应

注意所采用的仪器检测的是血浆葡萄糖还是全血葡萄糖。

⑦ 取血部位酒精消毒后,须等酒精挥发后再采血,以避免酒精与试纸上的物质发生化学反应,导致血糖检测值不准确。

⑧ 患者应做好血糖监测日记,包括:血糖测定时间,血糖值,进餐时间及进餐量,运动时间及运动量,用药量及时间以及一些特殊事件的记录。

## ③ 冠心病患者血压的自我管理

冠心病患者定期在家测量血压,是了解患者血压可靠、实用的方法,也是平稳控制高血压、降低并发症,保护心血管的有效措施。我们建议每个家庭都要像拥有一支体温表一样,常备一个电子血压计。

(1) 高血压的分级标准:

| 类　　别 | 收缩压(mmHg) | 舒张压(mmHg) |
|---|---|---|
| 正常血压 | <130 | <85 |
| 正常高值 | 120~139 | 80~89 |
| 高血压 | ≥140 | ≥90 |
| 1级高血压("轻度") | 140~159 | 90~99 |
| 2级高血压("中度") | 160~179 | 100~109 |
| 3级高血压("重度") | ≥180 | ≥110 |
| 单纯收缩期高血压 | ≥140 | <90 |

注:若收缩压与舒张压分属不同级别时,则以较高的分级为准。

(2) 血压自我监测的注意事项

① 新发现的高血压患者,必须到医院做 24 小时血压监测,有助于做出诊断,排除假性高血压(病人一见到医生血压就升高,而在家测量并不高),发现隐性高血压(在家检查异常,去诊室量却正常,这是因为一天 24 小时中血压有波动)。

② 一天中血压随时都有变化,白天高、晚上低的,是"勺型高血压";血压一直维持在较高水平,变化不大的,是"非勺型高血压"。一般来说,"勺型高血压"

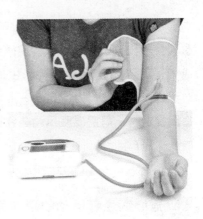

病人的血管有张有弛,晚上能得以休息;"非勺型高血压"血管一直处于紧张状态,易患并发症,预后较差。

③ 新发现的高血压患者、刚开始服用降压药者、调整药量和换药的患者,每天应测3次血压,早起后1次,午睡后1次,晚睡前1次,连续测1个月,全部记录下来。这3个自测的血压就相当于一个简易的24小时动态血压,帮助医生给血压分型、选择药物、判断疗效。

④ 各种血压计要定期校准,如果血压计不准,不但监测是徒劳的,还会误导临床治疗。使用一段时间后,电子血压计比水银血压计更容易出现测量不准的情况。尤其当血压过高或过低时,误差更大,有的甚至高达30 mmHg,所以必须要定时校准。经常使用者每半年到1年校准1次;不经常使用者,可以每2年校准1次。

⑤ 虽然水银血压计比较稳定,但患者自己操作不方便。而且水银血压计存在污染环境的问题,患者在家自测血压时,提倡使用电子血压计,其简单易行,方便患者操作。目前的电子血压计有上臂式、腕式,以及手指式,最好用上臂式电子血压计,袖带可以与心脏保持在同一水平。

⑥ 一般高血压患者降压目标为140/90 mmHg以下,而对于高血压合并冠心病患者来说,2010年版的《中国高血压指南》建议为130/80 mmHg以下。老年冠心病患者降压时应该缓慢进行,注意监测心肌缺血是否恶化等。

## ④ 冠心病患者用药的自我管理

药物是稳定和控制冠心病病情的必要手段,其重要程度毋庸置疑,所以,冠心病患者坚持用药,坚持按照医嘱用药是病情稳定的基本保证。冠心病患者用药方案一定要在心内科医生的指导下制订,医生会根据患者自身病情、依从性和经济承受能力等多方面综合考虑,制订出适合患者的用药计划,对于患者来说,需要绝对服从医生的用药计划,不可随意加减药量甚至停药,也不可自作主张随意联合用药,应当坚持长期、规律的服药。如果在执行用药计划中出现身体不适或者有疑问,应当及时咨询医生,寻求帮助,而不是自己盲目地调整用药计划。对于许多老年记忆力减退的冠心病患者而言,可专门准备一周用药计划的药盒,每周提前将一周需要服用的药物摆好,并把药盒放在醒目位置,这样有助于患者的规律用药。

## ⑤ 冠心病患者运动的自我管理

　　运动对于冠心病患者康复的作用在前面已经详述,其在冠心病的控制和恢复过程中起着积极的作用。良好的运动习惯以及对于专业运动处方的认真执行,是冠心病病情改善,也是患者生活质量提高的重要手段。冠心病患者运动的初衷是改善疾病状况和生活质量,不科学的运动很容易造成损伤导致意外,得不偿失。因此,冠心病患者运动康复必须遵循专业医生的指导,不得擅自运动或者随意调整运动计划,其实每周运动不一定多,3~5 次就可以了,适合老年人和冠心病患者的就是散步、游泳、打太极拳。此外,对于冠心病患者运动的自我管理而言,最常见的问题就是依从性差,很多患者可能刚开始愿意参加运动,但时间一长就容易放弃,无法持之以恒。对于这部分患者除需要家属加以监督外,还可尝试采用多样化的锻炼方法,将患者的兴趣与锻炼相结合,提高患者的积极性。

## ⑥ 冠心病患者饮食的自我管理

　　冠状动脉粥样硬化的高危因素包括了血脂异常、肥胖等等,而健康的饮食习惯,正是减轻这些危险因素最基本的手段。健康的饮食习惯是改善冠心病患者身体状况的长效机制。冠心病患者饮食总体的原则是四低二高,低盐、低糖、低脂、低热量,高维生素、高纤维素,当然这种健康的饮食,有的时候吃起来并不是很可口。另外每餐不要吃得太饱,注意营养的均衡,五谷杂粮要多吃,油盐少吃。患者还可以咨询专业人员寻求专业建议,也可以自己学习一些冠心病患者适合的饮食习惯和方式,长期坚持,一定能收到良好的效果。

## 冠心病人一周带量食谱举例

| 星期\餐次 | 早餐 | 加餐 | 午餐 | 加餐 | 晚餐 |
|---|---|---|---|---|---|
| 星期一 | 金银卷 60 g<br>红薯粥 100 g<br>拌青椒丝 150 g | 牛奶 150 ml<br>饼干 50 g | 米饭 150 g<br>芹菜炒豆干 100 g<br>红烧鲤鱼 100 g | 白皮酥 50 g<br>酸奶 100 ml | 二蜜粥 100 g<br>肉末豆腐 150 g<br>牛肉柿子汤 100 g |
| 星期二 | 小米粥 100 g<br>花卷 80 g<br>煮鸡蛋 60 g<br>拌黄瓜 50 g | 猕猴桃 80 g<br>戚风蛋糕 100 g | 八宝饭<br>土豆炖茄子 150 g<br>蚝油西兰花 200 g | 牛奶 150 ml<br>面包 50 g | 杂粮窝头 100 g<br>海带白菜炖豆腐 200 g |
| 星期三 | 玉米羹 150 g<br>三鲜烙盒 100 g<br>蒜蓉海带 80 g | 柠檬汁 100 ml<br>老婆饼 80 g | 三鲜水饺 150 g<br>清炒虾仁 100 g<br>紫菜蛋花汤 150 g | 蓝莓酥 80 g<br>酸牛奶 100 ml | 米饭 100 g<br>炒莴苣丝 150 g<br>菠菜炒蛋 100 g |
| 星期四 | 枸杞粥 100 g<br>馒头 80 g<br>辣白菜 50 g | 苹果 80 g<br>面包 50 g | 二米饭 200 g<br>红烧鲫鱼 100 g<br>胡萝卜豆干炒肉 150 g | 牛奶 150 ml<br>橙子 80 g | 香菇肉馅混沌 200 g<br>素拌菠菜 150 g |
| 星期五 | 八宝粥 150 g<br>春饼 50 g<br>拌豆干 80 g | 柑橘 60 g<br>桃酥 80 g | 米饭 150 g<br>虾皮冬瓜汤 100 g<br>炒卷心菜 150 g<br>炒肉末豌豆 100 g | 猕猴桃汁 100 ml<br>饼干 80 g | 菜肉馅饼 100 g<br>西芹腰果虾仁 150 g<br>木耳炒肉片 100 g |
| 星期六 | 大米粥 50 g<br>馒头 50 g<br>豆腐丝 50 g | 牛奶 200 g | 米饭 150 g<br>瘦肉 50 g<br>扁豆 100 g<br>花生 10 g<br>黄瓜 100 g | 柑橘 150 g | 米饭 100 g<br>茭白 100 g<br>鲫鱼 100 g<br>冬瓜 100 g |
| 星期日 | 玉米羹 150 g<br>煮鸡蛋 60 g<br>拌豆干 80 g | 苹果 50 g | 米饭 150 g<br>瘦肉 50 g<br>青菜烧豆腐 150 g | 酸牛奶 100 ml | 米饭 100 g<br>海带白菜炖豆腐 200 g<br>紫菜蛋花汤 150 g |

## ⑦ 冠心病患者情绪和睡眠的自我管理

冠心病最大的威胁在于其突发症状,包括急性心梗、猝死等,而情绪的波动很容易导致血压、心率等因素的变化从而诱发以上症状。冠心病患者要保持乐观的情绪,不要焦虑,不要忧郁,培养一些自己的爱好,多与亲友、病友进行沟通,乐观积极地面对周围的人和事,是防止突发状况的最好状态。自身情绪的管理有赖于患者自身能够时刻明白轻重缓急,重视情绪对于病情的影响,遇事万万不可轻易激动。

冠心病与失眠关系密切,失眠是无心脏病史老年人发生首次心肌梗死的独立预测因素,也是心肌梗死后抑郁的标志之一。冠心病患者在应对失眠时首先应注意确定失眠原因,同一患者可能有多种原因。着重消除引起失眠的疼痛、焦虑、恐惧、惊恐发作等不良状态。患者还应学会记录睡眠日记,了解自己的睡眠行为,纠正患者不正确的失眠认知和不正确的睡眠习惯。如果失眠严重,必要时可在医师指导下采用药物进行治疗,切不可不当回事,一味忍着。

## ⑧ 冠心病患者吸烟的自我管理

已经有明确的研究证据显示,吸烟是心血管疾病强大的独立危险因素,必须避免。戒烟可以降低心血管疾病的发病和死亡风险,戒烟的长期获益至少等同于目前常用的冠心病二级预防药物(如阿司匹林和他汀类),戒烟也是挽救生命最经济有效的干预手段。

一些有用的戒烟方法包括:

(1) 不要留存卷烟、打火机和其他吸烟道具;

(2) 在过去总是吸烟的地方和场合放置警示牌,如"起床时不要吸烟"、"饭后不要吸烟"等;

(3) 增加不能吸烟的时间和场所;

(4) 当特别想吸烟时,试着忍耐几分钟不吸烟;

(5) 迫不及待想吸烟时,试试想象训练,或做些事来分散注意力,比如做运动、做家务等;

（6）用烟草替代物来释放压力，比如口香糖或铅笔来分别针对手和嘴上的习惯；

（7）健康饮食、规律运动、避免刺激性饮料和食物，建立一整套健康生活方式来辅助戒烟等。

事实上，烟草依赖是一种慢性高复发性疾病，如果"干戒"的效果不佳，就需要寻求临床医生的指导与帮助。医生会提供一些心理干预、行为指导或戒烟药物干预，以帮助患者有效戒烟、预防复吸。

# 附录一　每日所需热量计算

1. 粗略估计算法

人每时每刻都在消耗能量，使用 BMR(Basic Metabolic Rate)来计算人全无活动(睡一整天)时所需的热量。BMR 的计算方式如下：

女：BMR = 655 + (9.6 × 体重 kg) + (1.8 × 身高 cm) − (4.7 × 年龄)

男：BMR = 66 + (13.7 × 体重 kg) + (5 × 身高 cm) − (6.8 × 年龄)

人不能总躺着，所以你每天所需的总热量还要进一步计算。根据运动量，将你的 BMR 乘以活动系数(如下)：

几乎不动 = BMR × 1.2

稍微运动(每周 1~3 次)总需 = BMR × 1.375

中度运动(每周 3~5 次)总需 = BMR × 1.55

积极运动(每周 6~7 次)总需 = BMR × 1.725

专业运动(2 倍运动量)总需 = BMR × 1.9

比如你算出来的 BMR 结果是 1745，基本不运动，那么你需要 1745 × 1.2 = 2094 千卡来维系现在体重下的正常生活。

美国运动医学会(ACSM) 建议：女人应该保证每天摄入至少 1200 千卡，男人 1800 千卡。

2. 精确算法

若要较准确计算自己的基本热量，可以采用以下的公式：

| | 年　龄 | 公　式 |
|---|---|---|
| 男性 | 11～17 岁 | 体重(磅)×11＝基本热量(千卡) |
| | 18～30 岁 | 体重(磅)×7＋680＝基本热量(千卡) |
| | 31～60 岁 | 体重(磅)×5＋830＝基本热量(千卡) |
| | 60 岁以上 | 体重(磅)×6＋490＝基本热量(千卡) |
| 女性 | 11～17 岁 | 体重(磅)×9＝基本热量(千卡) |
| | 18～30 岁 | 体重(磅)×6.5＋450＝基本热量(千卡) |
| | 31～60 岁 | 体重(磅)×4＋830＝基本热量(千卡) |
| | 60 岁以上 | 体重(磅)×5＋600＝基本热量(千卡) |

# 附录二　食物交换份

食物交换份,是国际上通用的糖尿病饮食控制方法之一。它按照来源、性质将食物分为四大类八小类,同类食物在一定重量内,所含的蛋白质、脂肪、碳水化合物和能量相似。每份食物所含热量大致为 90 千卡(kcal)。现在,很多医院也将这一方法引入日常营养管理。

为什么是 90 千卡,而不是 50 或 100 千卡呢? 这是为了符合我们中国人的计量习惯。谷薯类也就是常说的主食,没有煮熟的情况下每一份的重量为 25 克左右,也就是半两,2 份即一两;生鲜的蔬菜每份的重量大多为 1 斤,生鲜肉类每份为 25 克,即半两,这样做饭的时候就很容易记住,并准确操作。

### 90 千卡的热量有多少?

1 份主食的热量

 =  =

65 g 熟米饭　　　35 g 全麦切片面包　　　35 g 馒头约拳头大小

1 份蛋奶的热量

 =  =

鸡蛋 1 个(60 g)　　一袋 160 ml 的奶　　一杯 400 ml 的豆浆

1 份肉食的热量

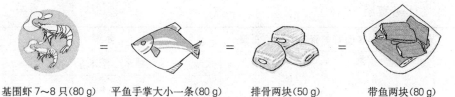

基围虾 7~8 只(80 g)　　平鱼手掌大小一条(80 g)　　排骨两块(50 g)　　带鱼两块(80 g)

　　对大多数患者来说,只要注意食材品种搭配和食量简单控制就能做到营养均衡,因此运用食物交换份时,就可重点关注不同食物组别每类食物热量、蛋白质等营养含量的差别和提供相同营养素的同类食物的重量。比如,菜、果组内,同样提供蛋白质 2 g 碳水化合物 17 g 热量 90 kcal 的 1 份食物,大白菜是 500 g,毛豆只需要 70 g。

　　但对患有糖尿病的患者来说,运用食物交换份管理控制饮食,则要复杂得多。首先要严格计算每天的能量需要,然后根据人体健康的能量适宜百分比:蛋白质提供全部身体所需能量的 10%~15%,脂肪提供 20%~30%,碳水化合物提供 55%~65%,确定营养所需,之后再根据"食物交换份"换算成每天进食的食物数量,供配餐时选择。这个过程个性化要求高,计算复杂,不少医院都靠专门的软件运用直接生成营养配餐表供糖尿病患者使用,下表即某医院的一张推荐表。建议患糖尿病的冠心病患者运用"食物交换份"时,应听从专科医生的指导。

　　1. 将食物按照来源、性质分为 4 大组 8 小类,方便同类食物之间灵活交换。

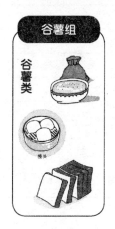
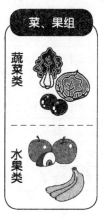
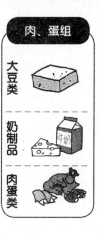
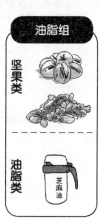

2. 营养素等值的同类食物交换表

(1) 谷薯组

| 分类 | 等值营养素 | 重量 | 食物 |
|---|---|---|---|
| 谷薯类 | 每份食物提供：<br>蛋白质 2 g<br>碳水化合物 20 g<br>热能 90 kcal | 25 g | 大米　小米　糯米　薏米 |
| | | | 高粱米　玉米碴　面粉　米粉　混合面<br>荞麦面　各种挂面 |
| | | | 绿豆　红豆　干豌豆　干粉条　干莲子 |
| | | | 油条　油饼　苏打饼干 |
| | | 35 g | 烧饼　馅饼　馒头 |
| | | | 咸面包　窝窝头 |
| | | | 生面条　魔芋生面条 |
| | | 100 g | 马铃薯 |
| | | 200 g | 鲜玉米棒 |

(2) 油脂组

| 分类 | 等值营养素 | 重量 | 食物 |
|---|---|---|---|
| 坚果类 | 每份食物提供：<br>蛋白质 2 g<br>碳水化合物 20 g<br>热能 90 kcal | 15 g | 芝麻酱 |
| | | | 花生米 |
| | | | 核桃粉 |
| | | | 杏仁 |
| | | 25 g | 葵花籽(带壳) |
| | | | 南瓜子(带壳) |
| | | 40 g | 西瓜籽(带壳) |
| 油脂类 | 每份食物提供：<br>脂肪 10 g<br>热量 90 kcal | 10 g | 花生油　香油 |
| | | | 玉米油　菜籽油 |
| | | | 豆油　红花油(1 汤勺) |
| | | | 黄油 |
| | | | 猪油　牛油　羊油 |

(3) 菜、果组

| 分类 | 等值营养素 | 重量 | 食物 |
|------|-----------|------|------|
| 蔬菜类 | 每份食物提供：<br>蛋白质 2 g<br>碳水化合物 17 g<br>热量 90 kcal | 25 g | 大白菜　油菜　圆白菜　菠菜　韭菜<br>茴香　茼蒿　芹菜　盖菜　莴笋　油菜薹 |
| | | | 黄瓜　苦瓜　丝瓜　苋菜　西葫芦<br>西红柿　冬瓜　苦瓜 |
| | | | 绿豆芽　鲜菇　水浸海带　芥蓝　龙须菜 |
| | | 400 g | 倭瓜　南瓜　菜花　白萝卜 |
| | | | 青椒　茭白　冬笋 |
| | | 150 g | 凉薯　山药　藕　荸荠 |
| | | 200 g | 胡萝卜 |
| | | 100 g | 慈菇　百合　芋头 |
| | | 70 g | 毛豆　鲜豌豆 |
| 水果类 | 每份食物提供：<br>蛋白质 1 g<br>碳水化合物 21 g<br>热量 90 kcal | 150 g | 柿子　香蕉　鲜荔枝（带皮）　葡萄（带皮） |
| | | 200 g | 橘子　橙子　柚子 |
| | | | 猕猴桃（带皮） |
| | | | 梨　桃　苹果（带皮） |
| | | | 李子　杏（带皮） |
| | | 300 g | 草莓 |
| | | 500 g | 西瓜 |

(4) 肉、蛋组

| 分类 | 等值营养素 | 重量 | 食物 |
|------|-----------|------|------|
| 大豆类 | 每份食物提供：<br>蛋白质 9 g<br>碳水化合物 4 g<br>热量 90 kcal | 20 g | 腐竹 |
| | | 25 g | 大豆　大豆粉 |
| | | 50 g | 豆腐丝　豆腐干　油豆腐 |
| | | 400 g | 豆浆 |
| | | 150 g | 南豆腐 |
| | | 100 g | 北豆腐 |

续　表

| 分类 | 等值营养素 | 重量 | 食物 |
|---|---|---|---|
| 奶制品 | 每份食物提供：<br>蛋白质 5 g<br>脂肪 5 g<br>碳水化合物 6 g<br>热量 90 kcal | 20 g | 奶粉 |
| | | 25 g | 脱脂奶粉　乳酸 |
| | | 130 g | 无糖酸奶 |
| | | 160 g | 牛奶　羊奶 |
| 肉蛋类 | 每份食物提供：<br>蛋白质 9 g<br>脂肪 6 g<br>热量 90 kcal | 50 g | 瘦猪肉　牛肉　羊肉 |
| | | | 鸡肉　鸭肉　鹅肉 |
| | | 25 g | 肥瘦猪肉 |
| | | 35 g | 熟酱牛肉　酱鸭　肉肠 |
| | | 60 g | 鸡蛋(带壳 1 大个) |
| | | | 鹌鹑蛋(带壳 6 个) |
| | | 80 g | 草鱼　甲鱼　带鱼　比目鱼 |
| | | | 对虾　青虾　鲜贝 |
| | | | 大黄鱼　黑鲢鱼　鲫鱼 |
| | | | 兔肉　蟹肉　水浸鱿鱼 |

备注：市售袋奶 240 g 约产生热量 135 kcal。

# 附录三　　2014 中国心血管病年度报告

## 一、城市脑卒中死亡率下降 全国心梗死亡率增加

近年来,随着我国高血压防治水平的提升,脑卒中导致的死亡有所控制,尤其是城市社区,出现了下降趋势。但期间我国的心肌梗死死亡率明显增加。农村地区从 2005 年开始,急性心梗死亡率呈现快速上升趋势。

心血管病的危险因素包括高血压、高血脂、吸烟等。近年来,农村人群的生活水平提高,饮食结构也有所改变,农村居民的血脂、血压都在增加,但健康知识增加力度不够;加上农村的医疗条件相对较差,这些都是农村心梗死亡率上升的原因。

## 二、出院患者一成多是心脑血管疾病患者

2012 年中国心脑血管病患者出院人次数为 1435.29 万人次,占同期出院总人次数的 12.24%;其中,心血管病 752.50 万人次,占同期出院总人次数的 6.42%;脑血管病 682.79 万人次,占同期出院总人次数的 5.82%。

2012 年中国心脑血管疾病中,急性心肌梗死的住院总费用为 49.61 亿元,颅内出血为 147.06 亿元,脑梗死为 298.45 亿元;扣除物价影响因素后,自 2004 年以来,年均增长速度分别为 25.00%、18.94% 和 24.80%。次均住院费用急性心肌梗死为 16802.4 元,颅内出血为 12207.4 元,脑梗死为 7241.3 元;扣除物价影响因素后,自 2004 年以来,年均增长速度分别为 5.78%、4.80% 和 0.96%。

## 三、过半心血管病与高血压相关

高血压是脑卒中和冠心病发病的主要危险因素。我国有超过半数的心血管

病发病与高血压相关。根据几何级数法估算,2012年全国高血压患病人数为2.7亿,每10个成年人中至少有2个患高血压。

值得关注的是,我国不同年龄、不同性别的儿童血压水平均呈现上升趋势。1991年到2009年的中国健康和营养调查显示,少年儿童高血压患病率呈持续上升趋势,从1991年的7.1%上升到2009年的13.8%。超重、肥胖、糖脂代谢异常、高血压家族史、出生体重达到8斤是儿童患高血压的危险因素。

### 四、吸烟和被动吸烟都是危险因素

自1984年以来,我国一直是世界上男性吸烟率最高的几个国家之一。2010年的全球成人烟草调查报告显示,我国15岁及以上男性现在吸烟率为52.9%,女性现在吸烟率为2.4%,15岁以上的烟民达到3.56亿。1996年到2010年的调查显示,我国最近十几年来二手烟暴露水平增加。2002年我国非吸烟者二手烟暴露率高达51.9%,被动吸烟者达到5.4亿。

### 五、超重和肥胖明显上升

近年来,我国超重和肥胖患病率呈持续上升趋势。预防和控制肥胖,成为我国面临的重大公共卫生问题。2010年,成人超重率、肥胖率分别达到30.6%和12%。中心性肥胖患病率,也就是男性腰围达到85厘米以上、女性腰围达到80厘米以上达到45.3%。有资料表明,近年来缺血性脑卒中发病率呈现上升趋势,这种变化可能与肥胖流行日趋严重有关。因此,预防和控制超重肥胖,将有助于预防包括缺血性脑卒中在内的心血管病发病上升的趋势。

### 六、体力活动不足

体力活动不足是心血管病的危险因素,体力活动不足可导致超重肥胖、高血压、血脂异常、血糖升高,并增加心血管疾病发生的危险。

随着社会经济的发展和进步,居民体力活动量明显减少。调查显示,我国18至55岁居民的体力活动主要来源于职业体力活动。近20年来,除休闲时的体力活动量略有增加外,其他形式的体力活动均呈明显下降趋势,其中职业体力活动的绝对变化量最为显著。与1997年相比,2006年男性总体力活动减少了

27.8%，女性减少了 36.9%。

### 七、饮食结构不利于防心血管病

我国居民总能量摄入呈现下降趋势，碳水化合物供能比减少，脂肪供能比呈明显上升趋势。膳食胆固醇的摄入量明显增加，钙的摄入量虽有增加，但平均摄入量也仅仅达到推荐量的一半左右。近年来，钠的摄入量明显减少，但依然高于膳食指南推荐量的 1 倍以上。蔬菜水果摄入量较少，维生素 C 摄入不足。

糖尿病、血脂异常等都是心血管病的高危因素。我国成年人糖尿病患病率达到 11.6%，但糖尿病患者中，只有30.1%知道自己患病。血脂异常的患者中接受降脂治疗的只有39%。

# 附录四 冠心病康复/二级预防中国专家共识

国际心脏康复体系发展已有五十年历史,经历了由否定、质疑到普遍接受的过程。今日,已然成为一项蓬勃发展的学科,发达国家冠心病死亡率的大幅度下降得益于冠心病康复/二级预防,康复/二级预防已经成为决定医疗质量及患者生存质量的重要环节。

心脏康复的益处已有大量循证医学证据支持。上世纪八十年代的随机对照试验证明:心脏康复能够降低心肌梗死后患者全因死亡率8%～37%和心血管死亡率7%～38%[1,2];另有大量研究证实稳定性心绞痛、冠状动脉旁路移植术[3]、冠状动脉支架植入术[4]、各种原因导致的慢性心力衰竭[5,6]、心脏瓣膜置换或修复术后以及心脏移植术后患者[7—10]可从心脏康复项目中获益。大量研究还显示心脏康复能够延缓动脉粥样硬化发展进程[11—14],降低急性缺血性冠状动脉事件的发生率和住院率,接受心脏康复的急性心肌梗死患者一年内猝死风险降低45%[13,15]。最近美国一项对60万例老年住院的冠心病患者(急性冠状动脉综合征、冠状动脉介入治疗或冠状动脉旁路移植手术)5年随访的(1997年—2002年)研究发现,心脏康复组患者5年死亡率较非心脏康复组患者减少21%～34%,且不论康复次数的多少均可获益,其中高康复次数组(25次以上)降低34%,低康复次数组(1～24次)降低21%,其效果与心血管病的预防用药相当(如他汀类药物和β受体阻滞剂),而费用却显著低于预防用药[16]。

据2010年出版的《中国心血管病报告》显示,目前我国心血管疾病(冠心病、脑卒中、慢性心力衰竭和高血压)患病人数达2.3亿,不仅急性发病人数逐年增加,而且年轻化趋势明显,接受经皮冠状动脉成形术(PCI)治疗的患者数量也持续增加,2008年约18.2万,比2007年增长26%,2011年高达34万。面对众多的心血管病急性发病患者和数十万PCI术后患者,目前我们重点关注发病后的抢救与治疗,对于发病前的预防以及发病后的康复没有得到应有的重视,导致大量发病后患者得不到进一步的医学指导,从而反复发病、反复住院,医疗开支不堪重负。因此,心脏康复/二级预防在中国势在必行。至今我国康复主要集中在肢体功能的康复,如卒中后康复、创伤后康复,而对冠心病发病后及血运重建后的康复未得到大多数心血管专业人员的认识,全国心脏康复还处于起步阶段。为了促进我国心脏康复工作的健康开展,提高心血管病防控水平,改善我国心血管病患者的生活质量和远期预后,由相关领域专家共同讨论并撰写了我国心血管康复/二级预防专家共识。

**一、冠心病的康复/二级预防**

冠心病的康复是综合性心血管病管理的医疗模式,不是单纯的运动治疗,而是一种包括运动治疗在内的综合治疗。涵括发病前的预防和发病后的康复,是心血管病全程管理中的重要组成部分。

从 Framingham 研究开始,人们逐渐认识到冠心病是多重危险因素综合作用的结果,即包括不可改变的因素如年龄和性别,也包括可以改变的因素如血脂异常、高血压、糖尿病和吸烟等。2004 年公布的 INTERHEART 研究[17],在 52 个国家(包括中国)262 个中心的 15152 例患者和 14820 例对照中进行的调查表明,全世界各个地区、不同年龄和性别的人群罹患急性心肌梗死的危险大多由血脂异常、吸烟、高血压、糖尿病、腹型肥胖、心理社会压力、摄入水果蔬菜少、饮酒、规律的体力活动少所致,这 9 种危险因素分别可解释男性和女性心肌梗死原因的90%和94%。因此,冠心病是可防可控的。广义而言,二级预防是冠心病康复的一个部分。

冠心病康复的具体内容包括:1. 生活方式的改变:主要包括指导患者戒烟、合理饮食、科学的运动以及睡眠管理。2. 双心健康:注重患者心脏功能康复和心理健康的恢复。3. 循证用药:冠心病的康复必须建立在药物治疗的基础上,因此根据指南循证规范用药是心脏康复的重要组成部分。4. 生活质量的评估:生活质量的评估也是心脏康复的组成部分。冠心病康复的目的是提高患者生活质量,使患者尽可能的恢复到正常或者接近正常的生活质量水平。5. 职业康复。冠心病康复的最终目标是使患者回归家庭、回归社会。患者病后能不能回归社会,继续从事他以前的工作或病后力所能及的工作是我们必须回答的问题。另外一方面,应采取一切措施让患者尽可能回归家庭,重返以前工作岗位。

冠心病康复分期与内容

冠心病的康复分为三期,即院内康复期、院外康复早期或门诊康复以及院外长期康复期。

第Ⅰ期(院内康复期):为住院期的冠心病患者提供康复和预防服务。本期康复目标是:缩短住院时间,促进日常生活能力及运动能力的恢复,增加患者自信心,减少心理痛苦,减少再住院;避免卧床带来的不利影响(如运动耐量减退、低血容量、血栓栓塞性并发症),并为Ⅱ期康复提供全面完整的病情信息和准备。

主要内容包括:

1. 患者早期病情评估

进一步证实冠心病的诊断,了解患者目前的症状及药物治疗情况(见表 1);明确冠心病的危险因素(见表 2),以便制定干预计划。

表 1　目前诊断、症状及治疗情况

| 目前疾病 | 目前症状 |
|---|---|
| 一急性心肌梗死后 | 一典型或不典型心绞痛 |
| 一CABG 术后 | 一呼吸困难/气短 |
| 一PCI 术后 | 一眩晕 |
| 一心力衰竭急性期 | 一血压是否达标 |
| 一不稳定性心绞痛 | 一血糖是否达标 |
| 一起搏器术/ICD 后 | 一其他 |
| 一其他 | 一无 |
| 既往史 | 目前用药情况 |
| 一高血压 | 一抗血小板 |
| 一糖尿病 | 一ACEI/ARB |
| 一卒中 | 一β-受体阻滞剂 |
| 一COPD | 一他汀类 |
| 一其他:骨关节受限 | 一硝酸酯类 |
|  | 一其他 |
|  | 治疗效果 |
|  | 一有效 |
|  | 一无效 |

CABG. 冠状动脉旁路移植术;ICD. 置入型心脏复律除颤器;COPD. 慢性阻塞性肺疾病

**表2 冠心病危险因素列表**

| 吸烟 | 血脂异常 | 超重或肥胖 |
|---|---|---|
| 包/天:_____包,_____年 | —住院前血脂水平异常 | 目前身高_____体重_____ |
| —住院时戒烟 | —入院后血脂水平 | BMI=_____ |
| —既往吸烟(戒烟超过6个月) | TC_____ LDL-C_____ | —正常体重 |
| —既往吸烟(戒烟小于6个月) | HDL-C_____ TG_____ | —BMI 18~23.9 kg/m² |
| —从不吸烟 | —正常 | —超重,BMI 24~27.9 kg/m² |
| | | —肥胖,BMI≥28 kg/m² |
| 嗜酒 | 压力/心理相关问题 | 缺乏体力活动 |
| —饮酒_____年,白酒/红酒/啤酒 | —高心理压力水平史 | —住院前体育运动 |
| —两/天_____两 | —以前心理/精神治疗史 | <3次/周、<20分钟/次 |
| —无 | —表现或行动 | 连续时间<3个月 |
| | □生气 □抑郁 | —规律运动者 |
| | □敌意 □孤独 | |
| | —无 | |

TC. 总胆固醇;LDL-C. 低密度脂蛋白胆固醇;HDL-IC. 高密度脂蛋白胆固醇;TG. 三酰甘油;BMI. 体重指数

## 2. 患者教育

这期的患者最容易接受健康教育,因此是最佳的患者教育时期。为患者分析发病诱因,从而避免再次发病。让患者了解冠心病相关知识,避免不必要的紧张、焦虑情绪,控制冠心病危险因素,提高患者的依从性。同时对患者家属的教育也同样重要。一旦患者身体状况稳定,有足够的精力和思维敏捷度,并且知晓自己的心脏问题即可开始患者教育。本期宣传教育重点是生存教育和戒烟。

生存教育的目的是帮助患者在家处理心脏突发问题。具体步骤如下:① 请患者回顾心脏病发作时的症状和征兆。② 关注胸痛或不适特征,告诉患者如何识别胸痛等不适症状是否与心脏病相关。③ 告诉患者如果采取有效治疗与康复,可使心脏事件再发可能性减小,但一旦发生应积极处理,步骤如下:A. 停止正在从事的任何事情;B. 马上坐下或躺下;C. 如果症状1~2 min后没有缓解,有短效硝酸甘油(0.5 mg/片)者立即舌下含服一片:若3~5 min后不缓解或加重,再舌下含服一片;必要时5 min后再含服一片;如果经上述处理仍不缓解或无硝酸甘油应马上呼叫急救电话,并就近就医。

戒烟:心脏事件发生后的患者戒烟干预成功率高。引导患者明确吸烟的不良后果,让患者知晓戒烟的益处,明确戒烟可能遇到的障碍,如体重增加、抑郁、戒断症状等。各专业医务人员(心内科医生、康复科医生、护士等)共同参与,可提高戒烟率(详见中国临床戒烟指南 2007 年试行版[18])。

3. 运动康复及日常生活指导

目的是帮助患者恢复体力及日常生活能力,出院时达到生活基本自理。早期运动康复计划因人而异,病情重、预后差的患者运动康复的进展宜缓慢,反之,可适度加快进程。一般来说,患者一旦脱离急性危险期,病情处于稳定状态,运动康复即可开始。参考标准如下:① 过去 8 h 内没有新发或再发胸痛;② 心肌损伤标志物水平(CK‐MB 和肌钙蛋白)没有进一步升高;③ 无明显心力衰竭失代偿征兆(静息时呼吸困难伴湿性啰音);④ 过去 8 h 内没有新发严重心律失常或心电图改变。通常康复干预于入院 24 小时内开始,如果病情不稳定,应延迟至 3～7 天以后进行。运动康复应循序渐进,从被动运动开始,逐步过渡到坐位、坐位双脚悬挂在床边、床旁站立、床旁行走,病室内步行以及上 1 层楼梯或固定踏车训练(早期运动康复及日常生活指导计划示例,见表 3)。这个时期的患者运动康复和恢复日常活动的指导必须在心电、血压监护下进行(推荐使用遥测运动心电监护系统,每个分机的显示屏具备独立的心率/律及 ECG 显示,以方便患者活动及医护人员监护),运动量宜控制在静息心率增加 20 次左右,同时患者感觉不大费力(Borg 评分＜12)。如果运动或日常活动后心率增加大于 20 次,患者感觉费力,宜减少运动量或日常活动。另外需指出,CABG 的患者术后需进行呼吸训练,促进排痰,预防肺部感染。应在术前教会患者呼吸训练方法,避免患者术后因伤口疼痛影响运动训练效果。

表 3　住院期 4 步早期运动及日常生活指导计划

| | 代谢当量<br>(METs) | 活动类型 | 心率反应适合水平<br>(与静息心率比较) |
|---|---|---|---|
| 第 1 步 | 1～2 | 被动运动<br>缓慢翻身、坐起<br>床边椅子坐立<br>床边坐便 | 增加 5～15 次/分 |
| 第 2 步 | 2～3 | 床边坐位热身<br>床旁行走 | 增加 10～15 次/分 |

续　表

|  | 代谢当量<br>(METs) | 活动类型 | 心率反应适合水平<br>(与静息心率比较) |
|---|---|---|---|
| 第3步 | 2～3 | 床旁站立热身<br>大厅走动 5～10 min, 2～3 次/天 | 增加 10～20 次/分 |
| 第4步 | 3～4 | 站立热身<br>大厅走动 5～10 min,3～4 次/天,<br>上 1 层楼梯或固定踏车训练<br>坐位淋浴 | 增加 15～25 次/分 |

4. 出院计划

给予出院后的日常生活及运动康复的指导,告诉患者出院后应该做什么和不应该做什么;评估出院前功能状态,如病情允许,建议出院前行心电图负荷试验或 6 分钟步行试验,客观评估患者运动能力,为指导日常生活或进一步运动康复计划提供客观依据;并告知患者复诊时间,重点推荐患者参加院外早期心脏康复计划(Ⅱ期康复)。

第Ⅱ期(院外早期康复或门诊康复期):一般在出院后 1～6 个月进行。PCI、CABG 术后常规 2～5 周进行。与Ⅰ期康复不同,除了患者评估、患者教育、日常活动指导、心理支持外,这期康复计划增加了每周 3～5 次心电、血压监护下的中等强度运动,包括有氧运动、阻抗运动、柔韧性训练等。每次持续 30～90 分钟,共 3 个月左右。推荐运动康复次数为 36 次,不低于 25 次。因目前我国冠心病患者住院时间控制在平均 7 天左右,因此Ⅰ期康复时间有限,Ⅱ期康复为冠心病康复的核心阶段,即是Ⅰ期康复的延续,也是Ⅲ期康复的基础。

主要内容包括:

1. 康复对象选择

对急性心肌梗死/急性冠状动脉综合征恢复期、稳定性心绞痛、PCI 术后和CABG 术后 6 个月以内的患者,建议尽早进行康复计划。同时应除外暂缓康复治疗的患者,即不稳定性心绞痛,心功能Ⅳ级,未控制的严重心律失常,未控制的高血压(静息收缩压>160 mmHg 或静息舒张压>100 mmHg)。

2. 患者评估和运动负荷试验

(1) 患者评估:综合患者既往史、本次发病情况、冠心病的危险因素、平常的生活方式和运动习惯以及常规辅助检查,如心肌损伤标志物、超声心动图(判断有无心脏扩大、左室射血分数)、心脏负荷试验以及心理评估等对患者进行评定及危险分层,参考标准见表4。

表 4　冠心病患者的危险分层

| 低　危 | 中　危 | 高　危 |
|---|---|---|
| 运动或恢复期无心绞痛症状或心电图缺血改变 | 中度运动(5~6.9METs)或恢复期出现心绞痛的症状或心电图缺血改变 | 低水平运动（<5METs)或恢复期出现心绞痛的症状或心电图缺血改变 |
| 无休息或运动引起的复杂心律失常 | | 有休息或运动时出现的复杂室性心律失常 |
| AMI 溶栓血管再通 PCI 或 CABG 术后血管再通且无合并症 | | AMI、PCI 或 CABG 术后合并心源性休克或心力衰竭 |
| 无心理障碍(抑郁、焦虑等) | | 心理障碍严重 |
| LVEF≥50% | LVEF 40%~49% | LVEF<40% |
| 功能储备≥7METs | | 功能储备≤5METs |
| 血肌钙蛋白浓度:正常 | | 血肌钙蛋白浓度:升高 |
| 每一项都存在时为低危 | 不符合典型高危或低危者为中危 | 存在任何一项为高危 |

(2) 运动负荷试验:运动负荷试验是患者进行运动康复前重要的检测指标,主要用于诊断、预后的判断、日常生活指导和运动处方制定以及疗效的评定。常用的运动负荷试验方法有心电图运动负荷试验和心肺运动负荷试验,后者方法更精确,但设备昂贵且对操作的要求较高。两种测试方法均有一定风险,须严格掌握其适应证和禁忌证(参见表5)以及终止试验的指征(参见表6),以确保测试安全性。

**表5 运动负荷试验的绝对和相对禁忌证**

绝对禁忌证:
- 急性心肌梗死(2天以内)
- 不稳定性心绞痛
- 未控制的心律失常,且引发症状或血液动力学障碍
- 心力衰竭失代偿
- Ⅲ度房室传导阻滞
- 急性非心源性疾病,如感染、肾衰竭、甲状腺功能亢进
- 运动系统功能障碍,影响测试进行
- 患者不能配合

相对禁忌证:
- 左主干狭窄或类似情况
- 重度狭窄性瓣膜病
- 电解质异常
- 心动过速或过缓
- 心房颤动且心室率未控制
- 未控制的高血压(收缩压>160 mmHg和(或)舒张压>100 mmHg)

**表6 运动负荷试验终止的指征**

**运动试验终止指征**

- 达到目标心率
- 出现典型心绞痛
- 出现明显症状和体征:呼吸困难、面色苍白、紫绀、头晕、眼花、步态不稳、运动失调、缺血性跛行
- 随运动而增加的下肢不适感或疼痛
- 出现ST段水平型或下斜型下降≥0.15 mV或损伤型ST段抬高≥2.0 mV。
- 出现恶性心律失常,如室性心动过速、心室颤动、RonT室性早搏、室上性心动过速、频发多源室性早搏、心房颤动等。
- 运动中收缩压不升或降低>10 mmHg
- 血压过高,收缩压>220 mmHg
- 运动引起室内阻滞
- 患者要求结束运动

　　临床上,运动负荷试验应根据患者的能力水平进行次极量、极量试验或症状限制性运动试验。次极量运动试验有预先设定的终点,常定义为峰值心率120次/分,或预测最大心率的70%,或者是主观设定的代谢当量(metabolicequivalent, MET)水平,如5个MET。次极量运动试验常用于AMI后4~6天的住院患

者。这种低水平的试验可为评价患者日常生活活动的能力提供依据,也可作为早期运动康复的指导。而症状限制性运动试验设计为直到患者出现运动试验必须终止的症状和体征才停止,通常用于 AMI 后 14 天以上的患者。

如果未能完成运动负荷试验,可酌情使用六分钟步行试验、代谢当量活动问卷等替代的方法。

### 3. 纠正不良的生活方式

改变不良的生活方式并对患者和家属进行健康教育,包括饮食和营养指导,改变不良生活习惯(戒烟、限酒),以及如何控制体重等(参见二级预防部分)。

### 4. 冠心病的常规运动康复程序

根据患者的评估及危险分层,给予有指导的运动。其中运动处方的制定是关键。需特别指出,每位冠心病患者的运动康复方案都必须根据患者的实际情况量身定制,即个体化原则,对所有人都适用的运动方案是不存在的,但应遵循普遍性的指导原则。经典的运动康复程序包括三步曲:

第一步:准备活动,即热身运动,多采用低水平有氧运动,持续 5~10 分钟。目的是放松和伸展肌肉、提高关节活动度和心血管的适应性,预防运动诱发的心脏不良事件及预防运动性损伤。

第二步:训练阶段,包含有氧运动、阻抗运动、柔韧性训练等,总时间 30~90 分钟。其中,有氧运动是基础,阻抗运动和柔韧性训练是补充。

(1) 有氧运动:有氧训练所致的心血管反应主要是心脏的容量负荷增加,改善心脏功能。其对冠心病的治疗作用有:使冠状动脉管径增大,弹性增加,改善血管内皮功能,从而改善冠状动脉的结构和功能;促进冠状动脉侧枝循环建立,代偿性的改善冠状动脉的供血供氧能力;稳定冠状动脉的斑块;增加血液流动性,减少新发病变;有益于防控冠心病的危险因素,如高血压、血脂异常、糖尿病及肥胖等。

常用的有氧训练方式有行走、慢跑、骑自行车、游泳、爬楼梯,以及在器械上完成的行走、踏车、划船等,每次运动时间为 20~40 分钟。建议初始从 20 分钟开始,根据患者的运动能力逐步增加运动时间。运动频率 3~5 次/周;运动强度为最大运动强度的 50%~80%。体能差的患者,运动强度水平设定为 50%,随着体能改善,逐步增加运动强度。对于体能好的患者,运动强度应设为 80%。

通常采用心率来评估运动强度。

常用的确定运动强度的方法有:心率储备法、无氧阈法、靶心率法、自我感知劳累程度分级法。其中,前两种方法需要心电图负荷试验或心肺运动负荷试验获得相关参数。推荐上述方法联合应用,尤其是应结合自我感知劳累程度分级法。简述如下:

① 心率储备法:此法不受药物($\beta$-受体阻滞剂等)的影响,临床上最常用,方法如下: 目标心率 = (最大心率 - 静止心率) × 运动强度% + 静止心率。

例如,患者最大心率 160 次/分,静止心率 70 次/分,选择的运动强度为 60%,目标心率 = (160 - 70) × 60% + 70 = 124 次/分。

② 无氧阈法:无氧阈水平的运动是冠心病患者最佳的运动强度,此参数需通过运动心肺试验或血乳酸阈值来获得,需要一定设备和熟练的技术人员。

③ 靶心率法:在静息心率的基础上增加 20～30 次/分,体能差的增加 20 次/分,体能好的增加 30 次/分。此方法简单方便,但欠精确。

④ 自我感知劳累程度分级法:多采用 Borg 评分表(6～20 分),通常建议患者在 12～16 分范围内运动。(表7)

(2) 阻抗运动:阻抗运动对冠心病的益处:与有氧运动比较,阻抗运动引起的心率反应性较低,主要增加心脏的压力负荷,从而增加心内膜下血流灌注,获得较好的心肌氧供需平衡。其他益处:增加骨骼肌的质量,提高基础代谢率;增强骨骼肌的力量和耐力,改善运动耐力,帮助患者重返日常生活和回归工作;其他慢性病包括腰痛、骨质疏松、肥胖、糖尿病等也能从阻抗运动中获益。证据表明:阻抗运动对于血压已经控制的高血压患者是安全的,对心力衰竭患者亦主张进行阻抗训练。

冠心病的阻抗运动形式多为循环阻抗力量训练,即一系列中等负荷、持续、缓慢、大肌群、多次重复的阻抗力量训练,常用的方法有利用自身体重(如俯卧撑)、哑铃或杠铃、运动器械以及弹力带。其中弹力带具有易于携带、不受场地及天气的影响、能模仿日常动作等优点,特别适合基层应用。每次训练8～10 组肌群,躯体上部和下部肌群可交替训练,每周 2～3 次,初始推荐强度为:上肢为 1 - RM 的 30%～40%(1 - RM,one repetition maximum,一次最大负荷量,即在保持正确的方法且没有疲劳感的情况下,一个人仅一次重复能举起的最大重量),下肢为 50%～60%,Borg 评分 11～13 分。应注意训练前必须有 5～10 分钟的有氧运动热身,最大运动强度不超过 50%～80%,切记运动过程中用力时呼气,放松时吸气,不要憋气,避免 Valsalva 动作。

阻抗运动的时期选择:PCI 术后至少 3 周,且应在连续 2 周有监护的有氧训练之后进行;心肌梗死或 CABG 术后至少 5 周,且应在连续 4 周有监护的有氧训练之后进行;CABG 术后 3 月内不应进行中到高强度的上肢力量训练,以免影响胸骨的稳定性和胸骨伤口的愈合。

(3) 柔韧性训练:骨骼肌的最佳功能需要患者的关节活动维持在应有的范围内。保持躯干上部和下部、颈部和臀部的灵活性和柔韧性尤其重要,如果这些区域缺乏柔韧性,会增加慢性颈肩腰背痛的危险。老年人普遍柔韧性差,使日常生活活动能力降低。因此,柔韧性训练对老年人也很重要。训练原则应以缓慢、可控制的方式进行,并逐渐加大活动范围。

训练方法:每一个部位拉伸时间 6～15 秒,逐渐增加到 30 秒,如果可以耐受可增加到 90 秒,期间正常呼吸,强度为有牵拉感觉同时不感觉疼痛,每个动作重复 3～5 次,总时间 10 分钟左右,每周 2～3 次。

第三步:放松运动,有利于运动系统的血液缓慢回到心脏,避免心脏负荷突然增加而诱发心脏事件的发生。因此,放松运动是运动训练必不可少的一部分。放松方式可以是慢节奏有氧运动的延续或是柔韧性训练,根据患者的病情轻重可持续 5～10 分钟,病情越重放松运动的持续时间宜越长。

安全的运动康复除制定正确的运动处方和医务人员指导外,还需要医学监护,如运动中的心电图及血压监护。一般而言,低危患者进行运动康复时无需监护,中危患者可以间断监护,高危患者必须严格连续监护。对于部分低、中危患者,可以酌情使用心率表监护心率。同时应密切观察患者运动中的表现,在患者出现不适反应时能正确判断并及时处理,并教会患者识别可能的危险信号。运动中有如下症状时应马上停止运动,如胸痛,有放射至臂部、耳部、颌部、背部的疼痛;头昏目眩;过度劳累;气短;出汗过多;恶心呕吐;脉搏不规则。如果停止运动,上述症状依然存在,特别是停止运动后 5～6 分钟后,心率仍然增加,应进一步观察和处理。如果感觉到有任何关节或肌肉的不寻常疼痛,可能存在骨骼及肌肉的损伤,也应立即停止运动。

表7 对自我理解的用力程度进行计分的 Borg 评分表

| Borg 计分 | 自我理解的用力程度 |
| --- | --- |
| 6<br>7<br>8 | 非常非常轻 |
| 9<br>10 | 很轻 |
| 11<br>12 | 轻 |
| 13<br>14 | 有点用力 |
| 15<br>16 | 用力 |
| 17<br>18 | 很用力 |
| 19<br>20 | 非常非常用力 |

5. 冠心病患者日常生活指导

指导患者尽早恢复日常活动,是心脏康复的主要任务之一。应根据运动负荷试验测得患者的最大运动能力,以最大代谢当量(METmax)表示。将目标活动时的 METs 值与患者测得的 METmax 比较,评估进行该活动的安全性[19]（见表8）。

开车所需的能量消耗水平较低(<3METs),一般而言,病情稳定 1 周后可以开始尝试驾驶活动,但必须警告患者避免在承受压力或精神紧张的情况下驾驶,如时间紧迫、天气恶劣、夜间驾驶、严重交通堵塞或超速驾驶等。虽然病情已经稳定,心脏事件后患者如果伴有以下情况之一者,即心肺复苏、低血压、严重心律失常、重度传导阻滞或心力衰竭,应延缓驾驶时间 3 周以上。

乘坐飞机因受高空气压影响,可能会有轻度缺氧,因此,心脏事件后 2 周内乘坐飞机的患者应具备:静息状态下无心绞痛发作、无呼吸困难及低氧血症,并且对乘坐飞机无恐惧心理。同时必须有伴同行,并携带硝酸甘油备用。

患者"心脏病发作后的性生活:尽管当前社会对性的话题日渐开放,但在心脏病发作后康复治疗计划中通常被忽略。患者和他们的配偶在医生面前对此方面的问题也常常难以启齿。对于医生,同样觉得难以启齿或认为这是患者的隐私,或因患者没有咨询过而认为他们在这方面不存在问题。一些研究表明:患者在心脏病发作后,夫妻性生活会有所减少。大都分源于患者以及其伴侣的焦虑、不安,并非真正身体功能障碍所导致。许多人错误地认为性生活会诱发患者心脏病再次发作。事实上,这样的情况很少发生,其概率大约为 20～30/(100 万人·小时)[20]。

在一般情况下,建议患者出院 2～4 周后可以重新开始性生活,其中 PCI 术后患者出院后 1 周,CABG 术后 6～8 周。通常性生活可以使心率加快到 130 次/分,随之血压也会有所升高。如果患者在能够在 10～15 秒钟之内爬完 20 步楼梯未感呼吸急促、胸痛等症状,每分钟心跳与安静时相比增加不超过 20～30 次或进行心脏负荷试验,最大心脏负荷大于 5 个 METS[21],患者进行性生活是安全的。如果患者在性生活时出现心绞痛或者其他相关不适,应及时停止并就医。同时应提醒患者随时携带硝酸甘油备用。要特别提醒患者的是:西地那非类药物与硝酸甘油严禁同时使用,以避免,甚至导致生命危险。此外,某些治疗冠心病、高血压的药物可能对患者性功能有影响。如果发生,应及时更换药物。

6. 冠心病患者恢复工作的指导

临床发现,很多青壮年心肌梗死患者心脏功能虽然得到恢复,但未回归工作岗位,而是长期病假或申请退休,患者的社会功能明显受损,不仅影响患者的生活质量,对国家来说,损失青壮年劳动力,也是巨大损失。在美国,心肌梗死后患者回归工作的可能性约为 63%～94%,这种可能性受工作满意度、经济稳定性及用人单位等方面的影响。在 PAMI-Ⅱ研究中[22],研究者要求低风险的心肌梗死患者(年龄小于 70 岁,左室射血分数大于 45%,1～2 个血管病变且 PCI 术成功)行 PCI 手术后 2 周即重返工作,该研究中所有患者均未发生不良事件。

### 表8　各种活动的能量消耗水平(用 METs 衡量)

| 低于 3METs | 3~5METs | 5~7METs | 7~9METs | 大于 9METs |
|---|---|---|---|---|
| 日常生活活动 | | | | |
| 洗漱 | 擦窗 | 花园中简单的挖土 | 锯木 | |
| 剃须 | 耙地 | 手工修剪草坪 | 较重的挖掘工作 | 搬运大于 80 斤的重物爬楼梯 |
| 穿衣 | 使用自动除草机 | 慢速爬楼梯 | 中速爬楼梯 | 快速爬楼梯 |
| 案头工作 | 铺床/脱衣服 | 搬运 27~55 斤重物 | 搬运 55~80 斤重物 | 大量的铲雪工作 |
| 洗盘子 | 搬运 13~27 斤重物 | | | |
| 开车 | | | | |
| 轻家务 | | | | |
| 职业相关活动 | | | | |
| 端坐(办公室) | 摆货架(轻物) | 户外木工 | 用铲挖沟 | 伐木 |
| 打字 | 修车 | 铲土 | 林业工作 | 重劳动者 |
| 案头工作 | 轻电焊/木工 | 锯木 | 干农活 | 重挖掘工作 |
| 站立(店员) | | 操作气动工具 | | |
| 休闲活动 | | | | |
| 高尔夫(乘车) | 交际舞 | 羽毛球(竞技) | 独木舟 | 手球 |
| 编织 | 高尔夫(步行) | 网球(单人) | 登山 | 足球(竞技) |
| 手工缝纫 | 帆船 | 滑雪(下坡) | 乒乓球 | 壁球 |
| | 双人网球 | 低负荷远足 | 步行(速度 8 km/h) | 越野滑雪 |
| | 6 人排球 | 篮球 | 跑步(12 分钟跑完 1600 米) | 激烈篮球比赛 |
| | 乒乓球 | 橄榄球 | 攀岩 | |
| | 夫妻性生活 | 河中捕鱼 | 足球 | |
| 体育锻炼活动 | | | | |
| | 步行(速度 4.8~6.4 km/h) | 步行(速度 7.2~8 km/h) | 慢跑(速度 8 km/h) | 跑步(速度 > 10 km/h) |

| 低于3METs | 3～5METs | 5～7METs | 7～9METs | 大于9METs |
|---|---|---|---|---|
| 固定自行车 | 骑行（速度 10～13 km/h） | 骑行（速度 14.5～16 km/h） | 游泳（自由泳） | 骑行（速度＞21 km/h） |
| 很轻松的健美操 | 较轻松的健美操 | 游泳，蛙泳 | 划船机 | 跳绳 |
| | | | 高强度健美操 | 步行上坡（速度 8 km/h） |
| | | | 骑行（速度 19 km/h） | |

　　另有研究表明，发生心肌梗死事件之前，无抑郁症状或症状较轻的患者，恢复工作能力的速度较快[23]。发生心肌梗死事件之前，生活自理能力越强的患者平均住院时间越短[24]。心脏事件前的最大有氧运动能力和抑郁评分是事件后恢复工作能力的最佳独立预测因子。心脏功能状态并不是患者是否能够回归工作有力预测因子。与不能完全回归工作有相关性的因素包括：糖尿病、较高的年龄、病理性 Q 波型心肌梗死和心肌梗死前心绞痛[25]。然而，一些研究中显示某些心理变量的预测性更好，如信任感、工作安全性、以及患者对"残疾"的主观感受和医患双方对康复的期望等[26,27]。

　　此外，主要应根据运动负荷试验所测得的实际运动能力，指导患者回归工作[19]（见表8）。

　　7. 冠心病的其他康复方法

　　太极拳、八段锦等中医传统康复方法也有利于冠心病患者康复。此外，体外反搏疗法也可应用于冠心病患者的康复（详见《中国体外反搏临床应用专家共识》）。

　　第Ⅲ期（院外长期康复）：也称社区或家庭康复期。为心血管事件 1 年后的院外患者提供预防和康复服务。为Ⅱ期康复的延续。这个时期，部分患者已经恢复到可以重新工作和恢复日常活动。为了减少心脏病发作或其他心血管疾病的风险，强化生活方式的改变，进一步的运动康复是必要的。因此此期的关键是维持已形成的健康生活方式和运动习惯。另外运动的指导应注意因人而异，低危患者的运动康复无需医学监护，仍为中危甚至高危患者的运动康复中仍需要医学监护。因此对患者的评估十分重要，低危患者及部分中危患者可以进一步

Ⅲ期康复,高危患者及部分中危患者应转上级医院继续康复。纠正危险因素和心理社会支持仍需要继续。

### 二、冠心病患者的循证规范用药

大约70%的冠心病死亡和50%的心肌梗死发生于已经确诊的冠心病患者,已确诊冠心病患者发生或再发心肌梗死和猝死的机会要比无冠心病病史者要高出4~7倍。斑块稳定性是影响冠心病发生和发展的主要决定因素,而高血糖、高血脂、高血压、吸烟、心率加快、精神应激等因素均可以导致斑块不稳定。大量的研究证据显示,通过有效的二级预防措施,综合控制多种危险因素,促使易损斑块稳定,可以显著降低再次心肌梗死和猝死的发生率,提高冠心病患者的总体生存率,减少血运重建需要。

国内外冠心病指南一致强调,改善冠心病患者预后的重要措施是充分使用有循证证据的二级预防药物。我国目前冠心病患者二级预防用药状况非常不理想,PURE研究[28]给我们敲响了警钟。该研究调查全球17个国家628个城市和乡村社区、153996位居民的心血管疾病二级预防用药情况,结果显示,接受抗血小板药物、β受体阻滞剂、ACEI/ARB、他汀类药物治疗率,全球分析依次为25.3%、17.4%、19.5%、14.6%,高收入国家依次为62.0%、40.0%、49.8%、66.5%,中国依次为15.5%、6.8%、7.8%、2.0%。坚持二级预防用药,有医生的责任,也有患者的责任,医生需要处方药物,个体化调整药物剂量,注意药物不良反应,并教育、监督、鼓励患者坚持用药,及时发现患者的心理、生理和经济问题,适当调整方案,提高用药的依从性。

有充分循证证据的二级预防用药包括:抗血小板药物、β受体阻滞剂、ACEI/ARB、他汀类药物。

(1) 抗血小板药物

若无禁忌证,所有冠心病患者均应长期服用阿司匹林100 mg/天,CABG术后患者应于6 h内开始使用阿司匹林。若不能耐受,可用氯吡格雷75 mg/天代替。

发生ACS或接受PCI治疗的患者,需联合使用阿司匹林100 mg/天和氯吡格雷75 mg/天治疗12个月。ACS患者,可口服普拉格雷10 mg/天或替格瑞洛

90 mg/天,日二次,代替氯吡格雷,疗程 12 个月。

(2) β受体阻滞剂和 ACEI/ARB

若无禁忌,所有冠心病患者均应使用 β 受体阻滞剂和 ACEI,如患者不能耐受 ACEI,可用 ARB 类药物代替。β-受体阻滞剂可选择美托洛尔、比索洛尔和卡维地洛、使患者静息心率控制在 55～60 次/分之间为佳。

(3) 他汀类药物

若无禁忌,即使入院时患者 TC/LDL－C 无明显升高,启动并坚持长期使用他汀类药物。

### 三、冠心病的二级预防

在充分使用循证药物的基础上,要综合控制多种危险因素,措施如下:

1. 合理膳食

评估饮食习惯和营养结构:每日能量摄入,饮食中饱和脂肪、盐及其他营养成分的比例。

达到目标:每天摄入蔬菜 300～500 g,水果 200～400 g,谷类 250～400 g,胆固醇＜300 mg/d(一个鸡蛋黄),食用油＜25 g,每日饮水量至少 1200 ml;减少钠盐摄入,每天食盐控制在 5 g 以内;增加钾盐摄入,每天钾盐≥4.7 g(含钾多的食物有坚果、豆类、瘦肉及桃、香蕉、苹果、西瓜、橘子等水果以及海带、木耳、蘑菇、紫菜等)。

推荐措施:指导患者和家属养成健康饮食习惯。

2. 戒烟限酒

目标:彻底戒烟,并远离烟草环境,严格控制酒精摄入。

推荐措施:每次诊视询问吸烟情况并记录在病历中,劝导每个吸烟者戒烟,评估戒烟意愿的程度,拟定戒烟计划,给予戒烟方法指导、心理支持和(或)戒烟药物治疗,定期随访;对所有吸烟者加强戒烟教育和行为指导,建议应用戒烟药物辅助戒烟,减少戒断症状;每次就诊对患者强调避免在工作时或家中暴露于烟草环境。

不建议任何人出于预防心脏病的目的饮酒包括少量饮酒,有饮酒习惯者原则上应戒酒或严格控制饮酒量。建议成年男性饮用酒精量≤25 g/d(相当于啤酒 750 ml,或葡萄酒 250 ml,或高度白酒 50 g,或 38 度白酒 75 g)。成年女性饮用酒精量不超过≤15 g/d(相当于啤酒 450 ml,或葡萄酒 150 ml,或 38 度白酒 50 g)。酒精量(g) = 饮酒量(ml)×酒精含量(%)×0.8(酒精比重)。

3. 控制体重

目标:超重和肥胖者在 6～12 个月内减轻体重 5%～10%,使 BMI 维持在 18.5～23.9 kg/m²;腰围控制在男≤90 cm、女≤85 cm。

推荐措施:每次就诊评估 BMI 和/或腰围,鼓励患者通过体力活动、降低热量摄入来维持或降低体重。不推荐使用药物控制体重。

4. 控制血压

目标:<130/80 mmHg

推荐措施:所有患者根据需要给予健康生活方式指导:包括控制体重、增加体力活动、适量饮酒、减少钠盐摄入、增加新鲜蔬菜水果摄入,注意发现并纠正睡眠呼吸暂停;血压≥140/90 mmHg 的患者开始给予降压治疗,首选 β-受体阻滞剂、ACEI 或 ARB,必要时加用其他种类降压药物。

5. 调节血脂

目标:高危患者 LDL-C<2.6 mmol/l(100 mg/dl),极高危患者 LDL-C<2.0 mmol/l(80 mg/dl)。如患者 TG≥2.3 mmol/l(200 mg/dl),则高危患者的非 HDL-C<3.3 mmol/l(130 mg/dl),极高危患者的非 HDL-C<2.6 mmol/l(100 mg/dl)。

推荐措施:开始或维持健康的生活方式,减少饱和脂肪酸占总热量的比例(<7%)、反式脂肪酸和胆固醇的摄入(<200 mg/天);增加植物固醇的摄入(2 g/天)。增加身体活动并控制体重;如无禁忌,即使入院时患者血脂无明显升高,启动并坚持使用他汀类药物;如使用他汀类药物没有达到目标值,或不能耐受他汀,可用依折麦布、胆酸螯合剂和/或烟酸:降低非 HDL-C 的治疗选择:适度加大他汀药物使用剂量,或加用烟酸或贝特类药物治疗。

6. 控制血糖

目标:糖化血红蛋白<7%。推荐措施:所有冠心病患者病情稳定后应注意空腹血糖检测,必要时进行口服葡萄糖耐量试验,筛查糖代谢异常。指导并监督患者改变生活方式,包括严格的饮食控制和运动治疗,无效者使用降糖药物;强

化其他危险因素的控制。包括控制体重、控制血压和控制胆固醇；必要时与内分泌科合作进行糖尿病管理。

7. 情绪管理和睡眠管理

(1) 情绪管理

目前的心脏康复主要关注体力活动的恢复，而忽略了患者心理因素对康复的影响。实际上，冠心病的情绪管理应贯穿冠心病全程管理的始终。心脏病发作对于患者及家属都是一种严重打击，突发事件给患者的生活带来了巨大的变化，迫使患者调整生活状态。加上常出现躯体不适，常使患者出现焦虑、抑郁症状。值得强调的是，除患者本人，患者的配偶和好友也会感到焦虑，极大影响患者的康复。患者和家属的焦虑和抑郁情绪主要源于对冠心病的错误认识和对运动康复的不了解。

对患者及其配偶进行疾病的咨询与程序化教育非常重要，而且讲解需多次重复，这是帮助患者克服不良情绪的关键之一。讲解内容包括：什么是冠心病、冠心病的发病原因及诱发因素、不适症状的识别、发病后的自救、如何保护冠状动脉等，并教会患者自己监测血压和脉搏。患者充分了解自己的疾病及程度，有助于缓解紧张情绪，明确今后的努力目标，提高治疗的依从性和自信心，懂得自我管理。教育方式有集体授课、小组讨论和一对一的解答与交流。

在康复过程中，患者的情绪变化波动，常伴有躯体不适，医生有责任帮助患者判断这种不适是否由心脏病本身所引起，很多时候这种表现与神经功能失调有关。运动康复可以非常有效地缓解这种症状，同时有助于患者克服焦虑、抑郁情绪，提高自信心。当患者能够完成快步走或慢跑，或能够完成一个疗程的运动康复后，会更加坚信自己可以从事正常活动，包括回归工作、恢复正常的家庭生活。

目标：识别患者的精神心理问题，并给予对症处理。

推荐措施：

① 评估患者的精神心理状态。

② 关注了解患者对疾病的担忧、患者的生活环境、经济状况、社会支持。

③ 通过一对一的方式或小组干预对患者进行健康教育和咨询。促进患者伴侣和家庭成员、朋友等参与患者的干预小组。

④ 轻度焦虑抑郁治疗以运动康复为主,对焦虑和抑郁症状明显者给予对症药物治疗,病情复杂或严重应请精神科会诊或转诊治疗。

(2) 睡眠管理:冠心病与失眠关系密切,Schwartz 等荟萃分析有关失眠(除外阻塞性睡眠呼吸暂停综合征)与缺血性心脏病发病危险的研究发现,在调整年龄和各种心血管危险因素后,入睡困难与冠心病发病的相对危险度为 1.47～3.90。失眠是无心脏病史老年人发生首次心肌梗死的独立预测因素,也是心肌梗死后抑郁的标志之一。临床医生应对冠心病患者的失眠问题给予足够重视,给予早期有效的预防和控制。

处理失眠症时应注意确定失眠原因,同一患者可能有多种原因。建立良好医患关系,取得就诊者信任和主动合作,着重消除当前疼痛、失眠、焦虑、恐惧、惊恐发作等症状;老年人、合并多种疾病、CABG 术后的患者易发生谵妄,伴睡眠障碍,应注意治疗原发疾病和诱发因素,如心肌缺血、呼吸困难、低血压、电解质紊乱、焦虑等,同时给予对症治疗,如氯丙嗪 25 mg 肌注、奥氮平(剂量 2.5 mg～10 mg)口服、奋乃静(1～2 mg)口服,从低剂量开始治疗。

对于初次诊断冠心病的患者要以安慰、关心、保证与支持为主,使患者减轻因冠状动脉供血不足本身及其治疗而出现的适应不良。不少患者对心肌缺血及治疗怀有恐惧心理,常担忧 PCI 或 CABG 治疗的后果。在治疗前应详细说明治疗的必要性、效果及可能发生的反应,使患者有充分心理准备。应尽早开始心理治疗,以减少应激反应。

指导患者学会记录睡眠日记,了解患者睡眠行为,纠正患者不正确的失眠认知和不正确的睡眠习惯。在冠心病的康复阶段常可遇到各种应激,对预后有明显影响,因此要注意指导患者及家属做好心理、家庭、社会等方面的再适应。

患者在发生失眠的急性期要尽早使用镇静安眠药物,注意监测药物治疗不良反应,苯二氮䓬类药物(BZ)连续使用不超过 4 周。一种抗催眠镇静药疗效不佳时可并用其它药(如抗抑郁药或其他抗焦虑药等)。尽量用最低有效剂量。鼓励采用新型抗抑郁药如 5-羟色胺再摄取抑制剂(SSRIs),因为较少副作用且几乎没有成瘾性。应注意 BZ 半衰期较短者比半衰期较长者撤药反应更快更重,故停服半衰期短的药物,需逐步减药直至停药。用药不可同时饮酒、喝茶、饮用咖啡等,否则会增加药物成瘾的危险性。

治疗原则：

① 综合治疗：研究提示躯体治疗结合心理治疗能提高疗效改善预后。

② 镇静催眠药治疗要短程、足量、足疗程：冠心病患者相关失眠病程伴随心肌缺血进展和变化而变化。对继发性失眠所用的镇静安眠药（也包括抗焦虑药、抗抑郁药等）应当足量足疗程，以尽快控制患者失眠和其他精神症状。

③ 个性化治疗：根据患者年龄、过去疗效、患者的药物治疗意愿和对治疗药物的选择、耐受性及治疗费用等因素，选择合适药物进行治疗。

④ 根据指南要求有适应证处方的药物有：治疗冠心病患者失眠的药物有：苯二氮䓬类（BZ）、非本二氮䓬类（NBZ）、5-羟色胺再摄取抑制剂（SSRI）。所有准备接受镇静安眠药、抗焦虑、抑郁药治疗的患者，开始治疗前，要让患者知情药物的起效、疗程、可能的不良反应、需要遵医嘱服药。

8. 建立随访系统

长期坚持生活方式改变和有效药物治疗将降低患者再发心血管事件的风险，显著改善患者整体健康水平。但由于患者对疾病的认知水平和习惯，以及对药物副作用的顾虑与担忧、对药物疗效的不信任和对医生的不信任，很多患者并不能做到长期坚持生活方式改变和药物治疗。这就需要临床医生建立慢病随访系统，监督患者坚持生活方式改变和药物治疗的情况，监督患者心血管危险因素控制达标情况。通过定期随访，指导患者生活方式改变，根据病情适当调整药物治疗方案，定期进行健康教育，提高患者依从性。

目标：建立随访系统，提高治疗依从性。

推荐措施：以科室为单位建立随访系统；随访系统组成人员包括：临床医生、护士、营养咨询师、心理治疗师、运动教练等。最基本人员构成为临床医生和护士；通过对患者的生活方式调整、危险因素控制及心脏康复/二级预防措施的落实情况进行评估、随访和监督，心血管医生动态观察在康复治疗中存在的医疗问题，确保心脏康复二级预防的安全性、有效性和依从性。每一个实施方案要求包含：制定方案、确定评估参数、评估时间、方案调整及用于评估实施方案的数据来源等。在这一领域，现代信息技术有巨大的应用潜力，应充分发挥电子病历和现代信息技术的优势，建立数据库。

### 四、开展心脏康复应具备的基本条件

开展心脏康复应具备一定的人员编制、场地和设施条件。人员基本要求：配备心脏康复医师和心脏康复治疗师。场地可大可小，因地制宜。必备设备包括四个部分：评估设备、监护设备、运动训练设备和常规急救设备。评估设备为运动负荷心电图或运动心肺仪；监护设备为遥测运动心电监护系统，要求有一定的抗运动干扰能力；运动训练设备包括固定踏车、跑步机等有氧运动设备和上肢力量训练器、下肢力量训练器、核心肌群力量训练器等阻抗运动设备，如果场地有限，可以用弹力带或弹力管代替阻抗运动设备；常规抢救设备包括除颤仪、配备常规急救药物的抢救车及输液设施等。

## 【参考文献】

[ 1 ] Oldridge NB, Guyatt GH, Fischer ME, Rimm AA. Cardiac rehabilitation after myocardial infarction: combined experience of randomized clinical trials. JAMA 1988;260:945 - 50.

[ 2 ] O'Connor GT, Buring JE, Yusuf S, et al. An overview of randomized trials of rehabilitation with exercise after myocardial infarction. Circulation 1989;80:234 - 44.

[ 3 ] Hammill BG, Curtis LH, Schulman KA, Whellan DJ. Relationship between cardiac rehabilitation and long-term risks of death and myocardial infarction among elderly Medicare beneficiaries. Circulation. 2010;121:63 - 70.

[ 4 ] Goel K, Lennon RJ, Tilbury RT, Squires RW, Thomas RJ. Impact of cardiac rehabilitation on mortality and cardiovascular events after percutaneous coronary intervention in the community. Circulation. 2011;123:2344 - 2352.

[ 5 ] Austin J, Williams R, Ross L, Moseley L, Hutchison S. Randomised controlled trial of cardiac rehabilitation in elderly patients with heart failure. Eur J Heart Fail 2005;7:411 - 7.

[ 6 ] O'Connor CM, Whellan DJ, Lee KL, Keteyian SJ, Cooper LS, Ellis SJ, Leifer ES, Kraus WE, Kitzman DW, Blumenthal JA, Rendall DS, Miller NH, Fleg JL, Schulman KA, McKelvie RS, Zannad F, Pin - a IL; HF-ACTION Investigators. Efficacy and safety of exercise training in patients with chronic heart failure: HF-ACTION randomized controlled trial. JAMA. 2009;301:1439 - 1450.

[ 7 ] Squires R. Cardiac rehabilitation issues for heart transplant patient. J Cardiopulm Rehabil 1990;10:159 - 68.

[ 8 ] Kobashigawa JA, Leaf DA, Lee N, et al. A controlled trial of exercise rehabilitation after heart transplantation. N Engl J Med 1999;340:272 – 7.

[ 9 ] Stewart KJ, Badenhop D, Brubaker PH, Keteyian SJ, King M. Cardiac rehabilitation following percutaneous revascularization, heart transplant, heart valve surgery, and for chronic heart failure. Chest 2003;123:2104 – 11.

[10] Kavanagh T, Mertens DJ, Shephard RJ, et al. Long-term cardiorespiratory results of exercise training following cardiac transplantation. Am J Cardiol 2003;91:190 – 4.

[11] Ornish D, Brown SE, Scherwitz LW, et al. Can lifestyle changes reverse coronary heart disease? The Lifestyle Heart Trial. Lancet 1990;336:129 – 33.

[12] Schuler G, Hambrecht R, Schlierf G, et al. Regular physical exercise and low-fat diet: effects on progression of coronary artery disease. Circulation 1992;86:1 – 11.

[13] Haskell WL, Alderman EL, Fair JM, et al. Effects of intensive multiple risk factor reduction on coronary atherosclerosis and clinical cardiac events in men and women with coronary artery disease: the Stanford Coronary Risk Intervention Project (SCRIP). Circulation 1994; 89:975 – 90.

[14] Niebauer J, Hambrecht R, Vetch T, et al. Attenuated progression of coronary artery disease after 6 years of multifactorial risk intervention: role of physical exercise. Circulation 1997;96:2534 – 41.

[15] Ornish D, Scherwitz LW, Billings JH, et al. Intensive lifestyle changes for reversal of coronary heart disease. JAMA 1998;280:2001-Z [Erratum, JAMA 1999;281:1380.]

[16] Suaya JA; Stason WB; Ades PA, et al. Cardiac Rehabilitation and Survival in Older Coronary Patients. J Am Coll Cardiol. 2009;5 4(1):25 – 33.

[17] Salim Yusuf, Steven Hawken, Stephanie Ôunpuu, et al. Effect of potentially modifiable risk factors associated with myocardial infarction in 52 countries (the INTERHEART study): case-control study. The Lancet, 2004;364:937 – 952.

[18] 中国医师协会心血管内科医师分会/中国医师协会循证医学专业委员会。《中国临床戒烟指南》(2007 试行本)。

[19] Haskell WL. Rehabilitation of the coronary patient. In: Wenger NK, Hellerstein HK, editors. Design and Implantation of Cardiac Conditioning Program. New York, NY: Churchill Livingstone, 1978:147.

[20] Muller JE, Mittleman MA, Maclure M, et al. Triggering myocardial infarction by sexual activity: low absolute risk and prevention by regular physical exertion. JAMA. 1996;275:

1405 - 1409.

[21] Kostis, JB, Jackson G, Rosen R, et al. Sexual dysfunction and cardiac risk (the Second Princeton Consensus Conference). Am J Cardiol. 2005;96:313 - 321.

[22] Grines CL, Marsalese DL, Brodie B, et al. Safety and costeffectiveness of early dischrge after primary angioplasty in low risk patients with acute myocardial infarction. PAMI-II Investigators. Primary Angioplasty in Myocardial Infarction. J Am Coll Cardiol 1998; 31:967 - 72.

[23] Ostir GV, Goodwin JS, Markides KS, et al. Differential effects of premorbid physical and emotional health on recovery from acute events. J Am Geriatr Soc 2002;50:713 - 8.

[24] Sansone GR, Alba A, Frengley JD. Analysis of FIM instrument scores for patients admitted to an inpatient cardiac rehabilitation program. Arch Phys Med Rehabil 2002;83:506 - 12.

[25] Froom P, Cohen C, Rashcupkin J, et al. Referral to occupational medicine clinics and resumption of employment after myocardial infarction. J Occup Environ Med 1999;41:943 - 7.

[26] Boudrez H, De BG. Recent findings on return to work after an acute myocardial infarction or coronary artery bypass grafting. Acta Cardiol 2000;55:341 - 9.

[27] Mittag O, Kolenda KD, Nordman KJ, et al. Return to work after myocardial infarction/coronary artery bypass grafting: patients' and physicians' initial viewpoints and outcome 12 months later. Soc Sci Med 2001;52:1441 - 50.

[28] Salim Yusuf, Shofiqul Islam, Clarak Chow, et al. Use of secondary prevention drgus for cardiovascular disease in the community in high-income, middle-income, and low-income countries (the PURE Study): a prospective epidemiologyical survey. Lancet, 2011,378 (9798):1231 - 1243.